MÉDECINE INTERNE

ECN en fiches

Collection dirigée par Sébastien Couraud et Jean-Sébastien Hulot

MÉDECINE INTERNE

Collège des enseignants de médecine interne

Coordonné par Marc André et Gaëlle Guettrot-Imbert

Ygal Benhamou, Audrey Benyamine,
Guillaume Le Guenno, Sébastien Trouillier

ellipses

Dans la même collection

- Annales 2007/2008 de l'Examen Classant National, Augustin Lecler, Julien Peron, 192 pages.
- Annales 2009 de l'Examen Classant National, Alexandre Vivanti, 112 pages.
- *Dermatologie*, Audrey Nosbaum, Mathilde Trancart, Émilie Bathelier, Anne-Laure Rival, Abassi-Ktiouet Salma, 160 pages.
- *Gynécologie et Obstétrique*, Étienne Beaufils, Hélène Legardeur, 160 pages.
- *Hématologie*, 2e édition, Emmanuel Bachy, Roch Houot, 176 pages.
- *Hépato-gastro-entérologie*, Emmanuel Maillard, Domitille Bruneton, Marwan Chemaly, Yvan Graber, Gilles Boschetti, Yann Paquet, 224 pages.
- *Médecine interne*, Gaëlle Guettrot-Imbert, Marc André, Ygal Benhamou, Audrey Benyamine, Guillaume Le Guenno, Sébastien Trouillier, 96 pages.
- *Néphrologie*, William Hanf, 160 pages.
- *Neurologie*, Antoine Challan-Belval, Laura Mechtouff-Cimarelli, 208 pages.
- *Ophtalmologie*, Pierre-Loïc Cornut, 160 pages.
- *ORL, chirurgie maxillo-faciale et stomatologie*, Stéphane Tringali, Pascal Pierrillas, 160 pages.
- *Pédiatrie*, Émilie Hibbert, Justine Bacchetta, Hélène Mellerio, 144 pages.
- *Pneumologie*, Sébastien Couraud, Laurent Bertoletti, 208 pages.
- *Psychiatrie*, Alice Deschenau, Fabrice Boyer, Iris Vulliez-Degraix, 176 pages.
- *Santé publique*, Martin Louvet, 144 pages.

À paraître

Cardiologie

Oncologie

Urologie

ISBN 978-2-7298-6041-7
©Ellipses Édition Marketing S.A., 2010
32, rue Bargue 75740 Paris cedex 15

www.editions-ellipses.fr

Les auteurs

Dr Marc André,
Praticien hospitalier, service de médecine interne du Pr Olivier Aumaître
Hôpital Gabriel Montpied, CHU de Clermont-Ferrand

Dr Ygal Benhamou
CCA, service de médecine interne du Pr Hervé Levesque
CHU de Rouen

Audrey Benyamine
Interne des hôpitaux, service de médecine interne du Pr Pierre-Jean Weller
CHU de Marseille

Dr Gaëlle Guettrot-Imbert
CCA, service de médecine interne du Pr Olivier Aumaître
Hôpital Gabriel Montpied, CHU de Clermont-Ferrand

Dr Guillaume Le Guenno
CCA, service de médecine interne du Pr Pierre Philippe
Hôpital d'Estaing, CHU de Clermont-Ferrand

Dr Sébastien Trouillier
Praticien hospitalier, service de médecine interne
Centre hospitalier d'Aurillac

Préface de la collection

Chers amis,

La quantité de connaissances à acquérir à la fin du second cycle des études médicales est un vrai défi pour la mémoire de chaque étudiant. Le travail de synthèse est donc primordial. C'est pourquoi nous avons souhaité proposer des ouvrages concis contenant l'essentiel des connaissances à acquérir pour une bonne pratique clinique et la réussite de l'examen classant national.

Tous les auteurs ont apporté une attention particulière à répondre point par point aux questions du programme sans oublier les objectifs pédagogiques définis par les collèges de spécialités lorsqu'ils existent. Malgré l'organisation officielle en modules transversaux, il nous est apparu pertinent de proposer une organisation en spécialités comme l'enseignement universitaire de la plupart des facultés.

Par ailleurs nous avons délibérément choisi de prendre quelques libertés avec le programme défini par le bulletin officiel de 2007. En effet, certains items, importants en pratique courante ou fréquents et graves ou figurant dans les objectifs pédagogiques des collèges des enseignants, n'apparaissaient pas de façon évidente dans la liste de questions du CNCI. Nous avons donc choisi de les traiter et ils font l'objet d'une sous-question individualisée par le logo ⃠.

De même, pour une meilleure approche d'une spécialité, il est fondamental d'en connaître les bases. C'est pour cette raison que nous avons créé le module 0. Celui-ci regroupe pour chaque matière des rappels anatomiques, physiologiques et histologiques. Les modalités de réalisation et l'interprétation des principaux examens complémentaires de la spécialité y sont également abordées. Nous vous conseillons de vous référer à ces items avant de débuter l'apprentissage de la spécialité.

En espérant que cette collection répondra à vos attentes, nous vous souhaitons bon courage pour la préparation de l'examen.

Les directeurs de la collection « ECN en fiches »

Sébastien COURAUD
CCA, service de pneumologie,
CH Lyon Sud
Hospices civils de Lyon
& Université Lyon 1

Jean-Sébastien HULOT
MCU-PH
Service de pharmacologie clinique
Hôpital de la Pitié-Salpêtrière, AP-HP
& université Paris VI

Préface des auteurs

Souvent considéré comme le spécialiste des affections laissées pour compte par les spécialistes d'organe, l'interniste prend en charge aussi bien les patients présentant des pathologies dites courantes mais imposant l'hospitalisation soit à cause du terrain, soit de leur intrication, que ceux atteints de maladies rares ou de diagnostic difficile. Il est entraîné à résoudre des situations cliniques complexes grâce à sa formation, ses connaissances, son esprit de synthèse et son aptitude à faire appel aux biotechnologies de pointe. Il exerce ainsi une médecine « générale », globale, holistique et approfondie à l'intention des patients aux pathologies multiples, tout en laissant la priorité aux spécialistes lors de problèmes médicaux de haute spécificité. En reprenant les items de médecine interne proposés sous forme de fiches de révision pour l'examen national classant (ECN), les auteurs rappellent dans cet ouvrage que la médecine interne est une spécialité de la synthèse sans être celle de la simplification.

En effet, quoi de plus aisé pour réviser que des fiches de synthèse ? Pourtant, tout y est et sous une forme attractive.

Cet ouvrage s'inscrit dans la continuité du livre des objectifs ECN des modules 8 et 11, intitulé « Réussir l'ECN – médecine interne ». Élèves et/ou collaborateurs des auteurs de cet ouvrage réalisé sous l'égide du Collège national des enseignants de médecine interne, **Audrey Benyamine**, **Ygal Benhamou**, **Guillaume Le Guenno** et **Sébastien Trouillier** ont rédigé ces fiches en parfaite adéquation avec les items abordés dans les objectifs. Ils démontrent leur esprit de synthèse et de pédagogie dans des sujets aussi complexes que le nouvel item « déficit immunitaire ». Ils apportent fraîcheur et aspect pratique. L'ECN est pour eux encore récent mais ils ont acquis suffisamment d'expérience clinique pour retenir des points utiles à une pratique professionnelle de qualité qui reste le but de la formation pour cet examen classant. Originaires de toute la France, ils témoignent de l'amitié et de l'unité de la communauté interniste qui devrait être celle de tout futur médecin.

Nous espérons que ces fiches plus ou moins soulignées par vos soins pourront vous aider dans vos révisions.

Gaëlle Guettrot-Imbert
Assistant-chef de clinique
Service de médecine interne
CHU Gabriel Montpied
Clermont-Ferrand
Université d'Auvergne

Marc André
Praticien hospitalier
Service de médecine interne
CHU Gabriel Montpied
Clermont-Ferrand

Pr Olivier Aumaître
Président du collège des enseignants de médecine interne
Service de médecine interne
CHU Gabriel Montpied
Clermont-Ferrand
Université d'Auvergne

Pr Hervé Lévesque
Secrétaire général de la Société Nationale Française de Médecine Interne
Service de médecine interne
CHU Bois-Guillaume
Université de Rouen

Sommaire

Légende :

⊘ Ne figure pas strictement au programme mais important à connaître.

Ⓟ Posologies à connaître.

MODULE 8

*Adapté de : ÉTUDES MÉDICALES – Objectifs pédagogiques pour le 2e cycle des études médicales (*Bulletin officiel *n° 22 du 10 mai 2007 et/ou* BO *n° 23 du 7 juin 2007).*

Module 8

SOMMAIRE

Réaction inflammatoire : aspects cliniques et biologiques. Conduite à tenir

(Expliquer les principaux mécanismes et les manifestations cliniques et biologiques de la réaction inflammatoire et les points d'impact des thérapeutiques anti-inflammatoires. Argumenter les procédures diagnostiques devant un syndrome inflammatoire et/ou une VS élevée inexpliqués)

Audrey Benyamine

M8-112

PRINCIPAUX MÉCANISMES

1. Phase d'initiation (vasculaire)

- Libération d'histamine et de sérotonine préformées.
- Activation de la cascade du complément et du système de coagulation.
- Synthèse rapide de prostaglandines et de leucotriènes.

2. Phase d'amplification (cellulaire)

- Partenaires cellulaires :
  - Leucocytes, cellules endothéliales et musculaires lisses, plaquettes, fibroblastes.
- Médiateurs :
  - Cytokiniques : IL1 et 6, TNFα,
  - Lipidiques.

3. Phase de cicatrisation

- Fibroblastes.
- TGFβ, IL10.

4. Réaction chronique

MANIFESTATIONS

1. Cliniques

- Locales : rougeur, douleur, œdème, chaleur.
- Altération de l'état général, fièvre.
- Effet pathogène de la réaction chronique (fibrose, cachexie).

2. Biologiques

- Accélération de la VS.
- Anémie inflammatoire.
- Élévation des protéines de l'inflammation : CRP, fibrinogène…

POINTS D'IMPACT DES THÉRAPEUTIQUES ANTI-INFLAMMATOIRES

1. Glucocorticoïdes

- Récepteur cytosolique spécifique.
- Inhibition de la synthèse des cytokines pro-inflammatoires et activation de la synthèse des cytokines anti-inflammatoires *via* l'activation ou l'inhibition de facteurs de transcription (ex-NFKB).

2. AINS

- Inhibition de la COX (cyclo-oxygénase).

3. Autres thérapeutiques anti-inflammatoires

- Anti-TNFα, anti-IL1.

PROCÉDURES DIAGNOSTIQUES DEVANT UN SYNDROME INFLAMMATOIRE INEXPLIQUÉ

1. Interrogatoire

- Âge, origine ethnique.
- Antécédents personnels et familiaux.
- Habitus, animaux.
- Soins récents (dentaires, coloscopie).
- Matériel étranger (prothèse valvulaire…).
- Traitements, vaccinations.
- Alimentation.
- Profession/loisirs.
- Voyages récents.
- Caractéristiques de la fièvre.
- Signe fonctionnel informatif (prurit, sueurs…).

2. Examen clinique

- Recherche :
  - Point d'appel infectieux ; entre autres :
    - Examen de la cavité buccale et ORL,
    - Auscultation cardio-pulmonaire,
    - Bandelette urinaire.
  - Néoplasie :
    - Examen des aires ganglionnaires,
    - Hépatosplénomégalie,
    - Palpation abdominale,
    - Touchers pelviens.
  - Maladie systémique :
    - Palpation/auscultation vasculaire,
    - Examen articulaire, des cartilages, du revêtement cutané, neuromusculaire, ophtalmologique.

3. Examens paracliniques

Biologiques

- NFS, plaquettes, VS, CRP.
- TP, TCA, fibrinogène.
- Ionogramme sanguin, calcémie.
- Urée, créatininémie.
- Transaminases, phosphatases alcalines, gamma GT, bilirubine totale et conjuguée.
- Procalcitonine.
- Électrophorèse des protéines sériques.
- Hémocultures, sérologies, ECBU.

Morphologiques

- Radiographie du thorax, panoramique dentaire.
- Scanner thoraco-abdomino-pelvien et des sinus.
- TEP Scanner.

Histologiques

- Biopsie de l'artère temporale.

À noter

Les pièges

- **VS élevée sans inflammation « CHAMPIONNE »**
  - Tube **C**itraté,
  - **H**ypergammaglobulinémie,
  - **A**némie,
  - **M**acrocytose,
  - **P**rélèvements (hémolyse, température excessive),
  - **I**atrogénie (héparine, œstroprogestatifs),
  - **O**bésité, hypercholestérolémie,
  - Syndrome **N**éphrotique, insuffisance rénale,
  - Femmes **E**nceintes.
- **Inflammation à VS normale**
  - Anomalies des hématies ou protéiques (cryoglobulinémie),
  - Insuffisances cardiaque ou hépatocellulaire,
  - Trichinose,
  - Cachexie,
  - Traitements (valproate de sodium, corticoïdes),
  - Prélèvements (délai de lecture, tube court, température basse).

L'ESSENTIEL

- **Manifestations aiguës de la réaction inflammatoire : rougeur, douleur, œdème, chaleur.**
- **Manifestations chroniques de la réaction inflammatoire : cachexie, amaigrissement.**
- **Intérêt d'un interrogatoire systématique.**
- **Hiérarchiser les examens paracliniques du bilan étiologique.**
- **Étiologies des syndromes inflammatoires.**
  - **Infectieuses,**
  - **Néoplasiques,**
  - **Maladies systémiques/vascularites.**

Déficit immunitaire

(Argumenter les principales situations cliniques et/ou biologiques faisant suspecter un déficit immunitaire chez l'enfant et chez l'adulte)

Sébastien Trouillier

M8-115bis

INTRODUCTION

1. Deux types de déficits immunitaires :

- Primitifs (tableau 1).
- Acquis :
  - SIDA,
  - Maladies métaboliques (diabète, dénutrition),
  - Syndromes lymphoprolifératifs… (à connaître pour les diagnostics différentiels des déficits primitifs)+++.

2. En fonction du type d'infection, l'orientation peut se faire vers :

- Un **déficit humoral** (70 %)++ :
  - Premiers signes cliniques après 6 mois,
  - Localisation : respiratoire, ORL, digestive, système nerveux central, articulaire,
  - Germes : pyogènes à développement extracellulaire,
  - Signes associés : diarrhée, auto-immunité, lymphome.
- Un **déficit cellulaire** (20 %) :
  - Premiers signes cliniques avant 3 mois (dans leurs formes sévères),
  - Germes : opportunistes et à développement intracellulaire (*Pneumocystis carinii, Candida, BCG*),
  - Signes associés : diarrhée, retard du développement staturopondéral, auto-immunité, lymphome.
- Un **déficit des cellules phagocytaires** (9 %) :
  - Localisation : peau, poumon, gencives,

Tableau 1 : Déficits immunitaires primitifs

Déficits humoraux	Déficit en IgA
	Déficit immunitaire commun variable
	Agammaglobulinémie de Bruton
	Syndrome d'Hyper-IgM
Déficits immunitaires primitifs cellulaires ou combinés	Déficits immunitaires primitifs combinés sévères
	Déficits immunitaires cellulaires par défaut de présentation de l'antigène
	Déficits immunitaires cellulaires par défaut d'activation des lymphocytes T
	Déficit combiné par défaut de coopération lymphocytaire T-B
	Déficits lymphocytaires sélectifs
Déficits immunitaires associés à un syndrome malformatif ou des manifestations systémiques	Syndrome de Di-George
	Syndrome de Wiskott-Aldrich
	Ataxie-télangiectasie
	Syndrome de Job-Buckley ou hyper-IgE
Anomalies congénitales des cellules phagocytaires	Neutropénies congénitales
	Anomalies qualitatives par défaut du chimiotactisme
	Anomalie quantitative des granulocytes avec déficit de la bactéricidie (granulomatose septique chronique)
	Déficit de la phagocytose macrophagique des germes intracellulaires, mycobactéries
Déficit du système du complément	Déficits partiels en C2, C4

– Germes : pyogènes, *Candida, Aspergillus*,
– Signes associés : granulomes, chute tardive du cordon.

- **Déficit du complément** (1 %) :
– Infections bactériennes récurrentes à *Neisseria*,
– Maladies auto-immunes.

3. La majorité des déficits immunitaires primitifs s'expriment durant la petite enfance, à l'inverse du déficit immunitaire commun variable (DICV) :

- Diagnostic durant la 2e et la 3e décennie.
- Prévalence en Europe entre 1/10 000 et 1/20 000.
- Population caucasienne++.
- *Sex-ratio* proche de 1.
- Expression au sein de plusieurs membres d'une même famille :
– 20 à 25 % des patients.

Signes d'alerte des déficits immunitaires primitifs chez l'adulte

- **Infections récurrentes dans l'année :**
– Au moins 2 otites par an,
– Au moins 2 sinusites aiguës par an ou sinusite chronique,
– Au moins 2 pneumonies par an.
- **Antibiothérapies :**
– Plus de 2 mois de traitement par an,
– Et/ou nécessité d'un traitement par voie intraveineuse.
- **Épisodes de fièvre importante inexpliquée.**
- **Diarrhée chronique avec perte de poids.**
- **Infections graves dans l'année.**
- **Mycose cutanéo-muqueuse persistante.**
- **Cas d'immunodéficience connus dans la famille.**
- **Manifestations auto-immunes ou granulomateuses.**
- **Infections virales répétées ou chroniques (herpès, zona, condylome, verrues, aphtes...).**
- **Dilatation de bronches et/ou bronchites répétées sans cause reconnue.**

Signes d'alertes du déficit immunitaire commun variable chez l'enfant

- **Infections récurrentes dans l'année :**
– Au moins 8 otites par an,
– Au moins 2 sinusites aiguës par an,
– Au moins 2 pneumonies par an.
- **Antibiothérapies :**
– Plus de 2 mois de traitement par an,
– Et/ou nécessité d'un traitement par voie intraveineuse.
- **Retard de croissance.**
- **Épisodes de fièvre inexpliquée.**
- **Infections graves dans l'année.**
- **Mycose cutanéo-muqueuse persistante.**
- **Cas d'immunodéficience connus dans la famille.**

Déficits immunitaires primitifs humoraux autres que le DICV

1. DÉFICIT ISOLÉ EN IGA

- Déficit immunitaire le plus fréquent (1/700).
- La plupart du temps asymptomatique.
- Association à des pathologies auto-immunes.

2. AGAMMAGLOBULINÉMIE CONGÉNITALE LIÉE À L'X OU MALADIE DE BRUTON

- Due à un défaut de maturation au stade pré-B, conséquence de la mutation d'un gène d'une tyrosine kinase (btk).
- Présentation clinique :
– Touche les jeunes garçons dès les premiers mois de vie,
– Hypoplasie des organes lymphoïdes (amygdales, ganglions),
– Infections :
  - Sinusiennes et pulmonaires,
  - Ostéoarticulaires,
  - Méningo-encéphalites,
  - Surtout bactériennes.

- Caractéristiques biologiques :
  - Hypogammaglobulinémie profonde (inférieure à 1 g/l),
  - Taux de lymphocytes B circulants effondré.

3. SYNDROME HYPER-IGM AUTOSOMIQUE RÉCESSIF

- Dû à un défaut de commutation des IgM vers d'autres immunoglobulines.
- Déficit rare (1/500000 naissances).
- Diagnostic se faisant sur le dosage pondéral des immunoglobulines :
  - Taux effondré d'IgG et IgA,
  - Hyper-IgM polyclonale,
  - Nombre de lymphocytes B circulants normal.

Le déficit immunitaire commun variable (DICV)

PRÉSENTATION CLINIQUE

1. Infections des voies aériennes supérieures et inférieures

- Infections récidivantes ou persistantes malgré une antibiothérapie adaptée.
- Mode de révélation le plus fréquent du DICV (85 %).
- Germes les plus fréquents :
  - Pneumocoque,
  - *Hæmophilus influenzæ.*
- Évolution vers une dilatation de bronches (50 % des patients).

2. Syndromes lymphoprolifératifs

- Caractéristiques cliniques :
  - Splénomégalie,
  - Et/ou hépatomégalie,
  - Adénopathies,
  - Diarrhée chronique.
- Caractéristiques anatomopathologiques :
  - Hyperplasie lymphoïde,
  - Ou lymphome.

3. Maladies auto-immunes

- Cytopénie auto-immune (20 % des patients).
- Autres (20 % des patients) :
  - Vitiligo,
  - Maladie de Biermer,
  - Thyroïdite,
  - Syndrome de Goujerot-Sjögren,
  - Lupus érythémateux disséminé.

4. Granulomatose (20 % des patients)

- Atteinte souvent disséminée :
  - Hépatique,
  - Splénique…
- Association à une cytopénie.

5. Manifestations digestives

- Caractéristiques cliniques :
  - Diarrhée chronique,
  - Syndrome de malabsorption.
- Plusieurs étiologies :
  - Infections :
    - *Giardia,*
    - *Campylobacter,*
    - *Salmonella,*
    - *Helicobacter pylori,*
    - CMV.
  - Atrophie villositaire (grêle et/ou duodénale et/ou fundique), d'origine infectieuse (*Giardia*) ou auto-immune (maladie cœliaque),
  - Hyperplasie nodulaire lymphoïde de la muqueuse digestive,
  - Lymphome de l'intestin grêle,
  - Entérocolopathies inflammatoires.

6. Manifestations articulaires (20 % des patients)

- Parfois d'origine infectieuse.
- Polyarthrite.

Déficit immunitaire commun variable (définition)

- **Diminution significative du taux d'IgG en dessous de 2 dérivations standard à 3 mois d'intervalle et diminution d'au moins un des isotypes IgM ou IgA.**
- **Déficit de réponses sérologiques aux vaccins.**
- **Début des manifestations cliniques après l'âge de 2 ans.**
- **Exclusion des autres causes d'hypogammaglobulinémie (tableau 2).**

7. Manifestations hépatiques (20 % des patients)

- Mécanismes multiples :
  - Hyperplasie nodulaire focale,
  - Hyperplasie lymphoïde,
  - Hépatite granulomateuse,
  - Cirrhose biliaire primitive.
- Tableaux cliniques et biologiques :
  - Hypertension portale,
  - Et/ou hépatopathie cholestatique.

DIAGNOSTIC POSITIF DU DÉFICIT IMMUNITAIRE COMMUN VARIABLE

1. Examen clinique

- Interrogatoire :
  - Épisodes infectieux :
    - Infections de voies aériennes supérieures répétées ou leurs complications,
    - Âge de survenue des premières infections,
    - Durée des infections et de l'antibiothérapie.
  - Diarrhée chronique,
  - Manifestations auto-immunes ou granulomateuses,
  - Déficit immunitaire dans la famille (1er ou 2e apparenté).
- Examen physique :
  - Organomégalie, adénopathies,
  - Vitiligo,
  - Anomalies à l'auscultation pulmonaire…

2. Examens de première intention

- Électrophorèse des protéines sériques :
  - Hypogammaglobulinémie < à 5 g/l.
- Dosage spécifique de chaque classe d'immunoglobulines (IgG, IgA, IgM) :
  - Évaluer l'importance du déficit en IgG et IgM,
  - Rechercher un déficit total en IgA.
- Si Hypo-IgG modérée et isolée :
  - Dosage des sous-classes d'$IgG_{1,2,3,4}$.
- Hémogramme :
  - Rechercher une thrombopénie ou une anémie hémolytique potentiellement auto-immunes.
- À faire en 2e intention après avoir écarté une cause secondaire à l'hypogammaglobulinémie (cf. 3. Recherche de causes secondaires d'hypogammaglobulinémie) :
  - Évaluation de l'immunité humorale :
    - Sérologies vaccinales (anti-tétanique, anti-*haemophilus*, anti-pneumocoque, anti-diphtérie, anti-polio).
  - Évaluation de l'immunité cellulaire :
    - Phénotypage lymphocytaire B et T sanguin.

3. Recherche de causes secondaires d'hypogammaglobulinémie (cf. tableau 2)

- Indispensable avant d'affirmer le caractère primitif de l'hypogammaglobulinémie.
- Examens complémentaires à demander en fonction du contexte clinique :
  - Hémogramme à la recherche de cytopénie ou de lymphocytose :
    - Complété d'un immunophénotypage lymphocytaire sur sang si lymphocytose à la recherche d'une leucémie lymphoïde chronique ou d'un lymphome.
  - Protéinurie des 24 heures,
  - Clairance de l'α1 anti-trypsine :
    - Si suspicion d'entéropathie exsudative.
  - Tomodensitométrie thoraco-abdominale, biopsie ostéomédullaire, immunophénotypage et caryotype médullaire :
    - Si suspicion de lymphome de bas grade.
  - Immunofixation dans le sang, chaînes légères sériques :
    - À la recherche de chaînes légères libres monoclonales dans le cadre d'un éventuel myélome à chaînes légères.
  - Radiographie thoracique de face voire tomodensitométrie thoracique :
    - À la recherche d'un thymome dans le cadre d'un syndrome de Good (caractérisé par des infections virales ou opportunistes et un déficit cellulaire T).

4. Recherche d'un déficit immunitaire primitif, habituellement observé chez l'enfant

- Analyse de l'arbre généalogique :

– Pour détecter une transmission mendélienne.
- Répertorier les événements survenus dans l'enfance.
- Rechercher un syndrome polymalformatif.
- Examens complémentaires :
  – Phénotypage lymphocytaire +/– analyse génétique.

PRISE EN CHARGE DU DÉFICIT IMMUNITAIRE COMMUN VARIABLE ⦸

1. Traitement

- Substitution par des immunoglobulines polyvalentes administrées par voie intraveineuse ou sous-cutanée avec pour objectif :
  – Diminution de la fréquence et de la sévérité des manifestations infectieuses,
  – Amélioration de la qualité de vie,
  – Obtention d'un taux résiduel d'IgG entre 6 et 8 g/l.
- Vaccinations :
  – Anti-pneumococcique recommandée,
    - Mais efficacité restant très incertaine.
  – A virus vivant atténué **contre-indiquées.**
- Éviter dans la mesure du possible les traitements immunosuppresseurs (corticoïdes…).

2. Surveillance

- Du traitement :
  – Taux résiduel d'IgG,
  – Fonction rénale,
    - Car risque d'insuffisance rénale aiguë sous immunoglobulines polyvalentes intraveineuses.
- Des complications à long terme du DICV :
  – Dilatation de bronches,
  – Colonisation bronchique par des germes résistants aux antibiotiques,
  – Lymphome,
  – Malabsorption,
  – Auto-immunes.

ENQUÊTE FAMILIALE

1. Analyse de l'arbre généalogique de la famille

- Rechercher une possible consanguinité.
- Rechercher des complications infectieuses, auto immunes ou lymphoprolifératives inhabituelles chez les apparentés au premier ou deuxième degré.

Tableau 2 : Causes secondaires d'hypogammaglobulinémie

Traitements	• Phénytoïne • Carbamazépine • Chlorpromazine • D-penicillamine • Corticoïdes • Immunosuppresseur • Anti-CD20
Hémopathies lymphoïdes	• Myélome • Leucémie lymphoïde chronique • Lymphome de bas grade
Pertes protéiques excessives	• Syndrome néphrotique • Entéropathie exsudative • Grands brûlés
Thymome (Sd de Good)	

2. Dépistage au sein de la famille

- Électrophorèse des protéines sériques +/– dosages pondéraux des IgG, IgA, IgM :
  - Déficit en immunoglobulines variable au sein d'une même famille :
    - DICV,
    - Déficit isolé en IgA ou en IgM,
    - Déficit en sous-classes d'IgG.
  - Présent chez 20 à 25 % des membres de la famille.

L'ESSENTIEL

- **Évoquer un déficit immunitaire commun variable devant :**
  - **Des infections répétées broncho-pulmonaires et/ou ORL,**
  - **Une diarrhée chronique,**
  - **Une hépatopathie ou splénomégalie inexpliquée,**
  - **Une thrombopénie immunologique ou anémie hémolytique.**
- **Examens clés pour le diagnostic :**
  - **Électrophorèse des protéines sériques,**
  - **Dosage spécifique des immunoglobulines (IgG, IgA, IgM).**
- **Éliminer une hypogammaglobulinémie secondaire :**
  - **Hémopathie+++,**
  - **Perte urinaire ou digestive excessive,**
  - **Cause médicamenteuse.**
- **Traitement : supplémentation en immunoglobulines polyvalentes avec comme objectif un taux résiduel d'IgG entre 6 et 8 g/l.**
- **Surveillance : complications du DICV à long terme :**
  - **Lymphome+++,**
  - **Dilatation de bronches.**

Pathologies auto-immunes : aspects épidémiologiques, diagnostiques et principes de traitement

(Expliquer l'épidémiologie, les facteurs favorisants et l'évolution des principales pathologies auto-immunes d'organes et systémiques. Interpréter les anomalies biologiques les plus fréquentes observées au cours des pathologies auto-immunes. Argumenter les principes du traitement et de la surveillance au long cours d'une maladie auto-immune)

Audrey Benyamine

M8-116

INTRODUCTION

1. Bases physiopathologiques

- Les maladies auto-immunes (MAI) résultent d'une rupture de la tolérance du soi multifactorielle :
  - Réponse immunitaire **anormale** vis-à-vis d'antigènes normaux,
  - Réponse immunitaire normale vis-à-vis d'un auto-antigène **modifié** ou **anormalement présenté** par les molécules HLA,
  - Réponse immunitaire normale mais **anormalement contrôlée**.
- Il s'ensuit une production d'anticorps et de cellules T autoréactives dirigées contre des épitopes spécifiques d'organes ou ubiquitaires.

2. Pathogénie liée aux auto-anticorps

- Les anticorps peuvent être responsables des lésions :
  - ***Via* l'activation du système du complément** (exemple de l'anémie hémolytique auto-immune),
  - **En modifiant le signal transmis par un récepteur cellulaire** :
    - Soit dans le sens de l'activation (exemple du récepteur de la TSH dans la maladie de Basedow),
    - Soit dans celui de l'inhibition (exemple du blocage de la plaque motrice par les anti-récepteurs de l'acétylcholine dans la myasthénie auto-immune).
  - **Par la formation de complexes immuns circulants** (exemple du lupus érythémateux systémique).

ÉPIDÉMIOLOGIE

1. Incidence et prévalence

- La prévalence globale des pathologies auto-immunes est de 5 à 10 %.
- Les pathologies thyroïdiennes auto-immunes sont très fréquentes chez la femme (de l'ordre de 1 %).
- Viennent ensuite par ordre de fréquence :
  - La polyarthrite rhumatoïde,
  - Le syndrome de Gougerot-Sjögren,
  - Et le diabète insulinodépendant (prévalence de 200 à 300 cas pour 100 000 habitants).
- La prévalence de la maladie cœliaque est probablement sous-estimée.
- Le lupus érythémateux systémique est beaucoup plus rare avec une prévalence de 15 à 50 cas pour 100 000 habitants.

2. *Sex-ratio*

- Ces pathologies s'observent préférentiellement chez la femme, en période d'activité ovarienne (*sex-ratio* de 9/1 dans le lupus érythémateux systémique).

FACTEURS FAVORISANTS

1. Facteurs génétiques

- Gènes de susceptibilité :
  - Système HLA, codant les facteurs du complément (C1, C4, C2).

2. Facteurs environnementaux

- Infectieux :
  - Il existe un gradient Nord/Sud parallèlement à une plus grande prévalence

des contages infectieux notamment viraux (exemple des vascularites).

- Hormonaux :
  - Cf. *2. Sex-ratio,*
  - Rôle parfois aggravant de la grossesse et de la contraception hormonale (lupus).
- Autres facteurs environnementaux :
  - Le soleil, inducteur de poussée lupique+++.

PRINCIPALES CARACTÉRISTIQUES DES MALADIES AUTO-IMMUNES

1. Classification (cf. tableaux 1 et 2)

- Les MAI peuvent être spécifiques ou non spécifiques d'organes.
- Parmi les MAI non spécifiques d'organe, on retrouve :
  - Les connectivites,
  - Et les vascularites.
- Les vascularites sont caractérisées par l'inflammation de la paroi des vaisseaux :
  - De gros calibre (Horton, Takayasu),
  - De moyen calibre (périartérite noueuse et maladie de Kawasaki),
  - De petit calibre (granulomatose de Wegener, syndrome de Churg et Strauss, polyangéite microscopique, purpura rhumatoïde, cryoglobulinémie mixte essentielle).
- Cf. tableau 3 (signes cliniques des vascularites) en fin de question.

2. Évolution

- Celle-ci est souvent chronique ou faite de poussées entrecoupées de rémissions. Dans certaines MAI spécifiques d'organe, elle est liée aux caractéristiques propres de l'anticorps (cf. *2. Pathogénie liée aux auto-anticorps)* qui peut être responsable d'une hypo- ou d'une hyperfonction de l'organe cible (exemple de la thyroïdite de Hashimoto et de la maladie de Basedow).
- Les MAI peuvent parfois s'associer ou se succéder (exemple des polyendocrinopathies auto-immunes).

ANOMALIES BIOLOGIQUES

1. Auto-anticorps (cf. tableaux 1 et 2)

- Pour le diagnostic positif.
- Pour le suivi évolutif.

2. Cytopénies

- Anémie :
  - Hémolytique,
  - Par carence martiale ou en vitamine B12,
  - Liée à une insuffisance rénale chronique,
  - Érythroblastopénie auto-immune,
  - Iatrogène,
  - Inflammatoire.

Tableau 1 : Maladies non spécifiques d'organe et auto-anticorps associés

Maladie	Auto-anticorps	
Lupus systémique	Antinucléaires (ACAN)	Anti-ADN natif, Anti-SSA, Anti-SSB, Anti-Sm, Anti-RNP
Sclérodermie		Anti-RNP, Anti-Scl70, Anti-centromère
Syndrome de Gougerot-Sjögren		Anti-SSA ou SSB
Dermatomyosite/polymyosite		Anti-JO1…
Connectivite mixte		Anti-RNP
Syndrome des anti-phospholipides	Anticardiolipine Anti-β2GP1	
Maladie de Wegener	Anti-cytoplasme des polynucléaires neutrophiles (ANCA)	c.ANCA PR3 (protéinase 3)
Syndrome de Churg et Strauss, polyangéite microscopique		p.ANCA MPO (myéloperoxydase)

- Leucopénie.
- Thrombopénie.

3. Autres

- Troubles de la coagulation (SAPL, CIVD).
- Hypergammaglobulinémie polyclonale.
- Syndrome inflammatoire.
- Atteinte d'organe (hépatique, rénale).
- Perturbation du complément (consommation, cryoglobulinémie).
- Dysfonction endocrinienne (hypo- ou hyperthyroïdie, diabète).
- Rhabdomyolyse (myopathies inflammatoires).

PRINCIPES

1. Du traitement

- Information et éducation du patient sur :
  - Sa maladie :
    - L'évolution,
    - Les facteurs favorisant les poussées,
  - Le traitement, la nécessité d'observance :
    - Ses effets secondaires et leurs moyens de prévention.
  - La nécessité d'une contraception adaptée et de programmer les grossesses,
  - La nécessité d'un suivi endocrinologique spécifique (diabète, dysthyroïdie).
- Prohiber l'automédication.
- Soutien psychologique, association de patients, **prise en charge à 100 %.**
- La corticothérapie et ses mesures associées (cf. À noter et M11-174) :
  - Bolus de méthylprednisolone :
    - En cas de menace du pronostic vital ou de la fonction d'un organe noble.
  - Relais *per os* :
    - Décroissance progressive,
    - À ne jamais arrêter brutalement,
    - Informer du risque d'insuffisance surrénalienne.
- Les immunosuppresseurs seront utilisés en traitement de fond ou à visée d'épargne cortisonique. Les plus utilisés sont :
  - L'azathioprine,
  - Le cyclophosphamide,

Tableau 2 : Maladies spécifiques d'organe et auto-anticorps associées

Maladie auto-immune			Auto-anticorps
Thyroïdienne	Maladie de Basedow		Anti-récepteur de la TSH, Anti-thyroperoxydase (TPO), Anti-thyroglobuline (TG)
	Thyroïdite d'Hashimoto		Anti-TPO et anti-TG
Cutanée	Pemphigus		Anti-substance intercellulaire
	Pemphigoïde		Anti-membrane basale cutanée
Neuromusculaire	Myasthénie		Anti-récepteur de l'acétylcholine
Gastrique	Anémie de Biermer		Anti-cellules pariétales, Anti-facteur intrinsèque
Pneumo-rénale	Syndrome de Goodpasture		Anti-membrane basale glomérulaire
Pancréatique	Diabète type 1		Anti-glutamate décarboxylase (GAD), Anti-insuline, Anti-îlot de Langerhans
Digestive	Maladie cœliaque		Anti-transglutaminase
Surrénalienne	Maladie d'Addison		Anti-surrénale (anti-21 hydroxylase)
Voies biliaires	Cirrhose biliaire primitive		Anti-mitochondrie
Hépatique	Hépatite auto-immune	Type 1	Anti-muscle lisse
		Type 2	Anti-microsome (LKM1)
Système articulaire	Polyathrite rhumatoïde		Anti-peptides cycliques citrullinés (CCP), facteurs rhumatoïdes

- Le méthotrexate,
- La ciclosporine,
- Les anti-TNFα,
- Les immunoglobulines polyvalentes intraveineuses,
- Le mycophénolate mofétil,
- Le rituximab.

- Informer des effets secondaires, notamment tératogènes.
- Conservation de spermatozoïdes et d'ovocytes à proposer (CECOS), si l'on envisage un traitement pouvant altérer la fertilité.
- Autogreffe de moelle utilisée dans certains cas de MAI réfractaires aux thérapeutiques classiques.

2. De la surveillance

- **Clinique :**
  - Évaluation de la régression des signes cliniques de poussée par l'interrogatoire et l'examen clinique complet à la recherche :
    - De signes cutanés,
    - Articulaires,
    - Cardiovasculaires,
    - Évocateurs d'une atteinte rénale (HTA, œdèmes, hématurie),
    - Neurologiques…
- **Biologique** à la recherche d'atteintes viscérales propres à chaque MAI.
  Elle comprend :
  - NFS, VS, CRP, ionogramme sanguin, LDH, CPK, électrophorèse des protéines sériques, créatinine, transaminases, γGT, PAL, protéinurie des 24 heures, et sédiment urinaire,
  - Un contrôle des anticorps et du complément (notamment dans le lupus systémique).
- **Du traitement** :
  - Elle comprend la surveillance des complications liées au traitement (diabète, ostéoporose, cataracte, dépistage des infections…) et celle de l'observance.
- **Évaluation du retentissement socio-professionnel et psychologique**.

Tableau 3 : Signes cliniques des vascularites

Atteinte / Pathologie	ORL	Pulmonaire	Rénale	Neurologique	Autre
Périartérite noueuse	–	–	Insuffisance rénale sans glomérulonéphrite (vascularite rénale)	Mono- ou polyneuropathie	Anévrismes artériels, *Livedo reticularis*
Syndrome de Churg et Strauss	Rhinite Sinusite	Infiltrat labile, Asthme	Glomérulonéphrite rare	Mono-neuropathie +/– multiple	Éosinophilie, Purpura vasculaire
Granulomatose de Wegener	Rhinite croûteuse, Épistaxis, Ulcération buccale ou faciale	Nodules +/– excavés, Infiltrat pulmonaire, Hémorragie alvéolaire	Glomérulonéphrite nécrosante	Mono- ou polyneuropathie	Purpura
Polyangéite microscopique	–	Hémorragie alvéolaire Capillarite pulmonaire	Glomérulonéphrite rapidement progressive	Mono-neuropathie +/– multiple	Purpura, Arthralgies

À noter

Effets secondaires de la corticothérapie

Effet	Prévention	Surveillance
Diabète	Régime pauvre en sucre d'index glycémique élevé	Glycémie
HTA	Régime désodé ou hyposodé	Pression artérielle
Dyslipidémie	Régime pauvre en graisses animales	Bilan lipidique (cholestérol total, triglycérides)
Hypokaliémie	Supplémentation potassique	Kaliémie
Ostéoporose	Calcium, Vitamine D, biphosphonates	Ostéodensitométrie
Ulcère gastrique	Protecteur gastrique	Clinique +/– fibroscopie gastrique
Infections opportunistes	Bilan préthérapeutique (IDR)	Température, ECBU, Radiographie pulmonaire
Anguillulose maligne	Albendazole si séjour en zone d'endémie	
Cataracte	Utilisation de la dose minimale efficace	Ophtalmologique
Troubles neuro-psychiatriques, endocriniens…		Clinique

L'ESSENTIEL

- **La découverte d'une maladie auto-immune doit conduire à la recherche d'autres maladies auto-immunes.**
- **Présence d'anomalies biologiques :**
  - **Spécifiques de l'auto-immunité,**
  - **Non spécifiques : conséquences des atteintes d'organe.**
- **Prise en charge d'une maladie chronique :**
  - **Importance de l'information et de la relation médecin/patient pour l'adhésion au traitement.**
- **Principes de la corticothérapie :**
  - **Bilan préthérapeutique,**
  - **Effets secondaires,**
  - **Mesures associées.**

Lupus érythémateux disséminé

(Diagnostiquer un lupus érythémateux disséminé)

Gaëlle Guettrot-Imbert

ÉPIDÉMIOLOGIE

- Femmes en période d'activité hormonale (85 % des cas).
- Plus fréquent et plus grave chez les Antillais.
- Survie : 93 % à 10 ans.

PATHOGÉNIE

- Réponse immunitaire anormale responsable d'une hyperactivité lymphocytaire B et T et de la production d'auto-anticorps et de cellules T autoréactives.
- Résulte de l'interaction :
  - D'une prédisposition génétique (déficit en C4 ou en C2 par exemple),
  - Et de facteurs de l'environnement : œstrogènes, rayons ultraviolets.

DIAGNOSTIC

1. Symptômes cliniques

- **Manifestations dermatologiques :**

Très fréquentes (80 %), elles peuvent précéder l'apparition des autres symptômes de plusieurs années.

- **Les lésions spécifiques,**
- Prédominent sur les zones photo-exposées (**photosensibilité**),
- L'immunofluorescence directe montre des dépôts d'IgG, IgA, IgM et/ou C1q, C3 à la jonction dermo-épidermique,
  - **Lupus aigu** (60 %) : aspect érythémateux, plus ou moins œdémateux ou squameux voire papuleux,
  - **Vespertilio** (forme localisée au visage),
  - **Lupus subaigu** : touche le décolleté et les membres, plus rarement le visage. Souvent associé à la présence d'anticorps anti-SSA,
  - **Lupus chronique** (15 % des lupus systémiques) :
    - Lupus discoïde,
    - Lupus tumidus,
    - Lupus engelures,
    - Panniculite lupique.
- **Les lésions non spécifiques,**
- Secondaires à une atteinte vasculaire inflammatoire ou thrombotique :
  - Alopécie,
  - Ulcérations buccales,
  - *Livedo*,
  - Purpura infiltré voire nécrotique,
  - Ulcère de jambe,
  - Gangrène distale,
  - Lésions pulpaires purpuriques,
  - Urticaire.

- **Manifestations rhumatologiques :**
  - Arthromyalgies, oligo- ou polyarthrite aiguë **non destructrice** (rarement chronique), et symétrique. Très fréquentes et parfois fébriles. Touchent les métacarpo-phalangiennes, les interphalangiennes proximales, le carpe, les genoux, les chevilles. Les déformations sont rares et réductibles (mains de Jaccoud),
  - Ténosynovites.
- **Manifestations rénales :**
  - Fréquentes (40 %), **facteur pronostic majeur**+++,
  - Biopsie rénale si protéinurie > 0,5 g /24 heures,
  - Les lésions sont classées selon l'OMS.
- **Manifestations neurologiques :**
  - Fréquentes (30-60 %) et polymorphes,
  - À différentier des effets secondaires de la corticothérapie ou d'un syndrome dépressif réactionnel,
  - Crises comitiales,
  - Accidents vasculaires cérébraux [liés à la présence d'anticorps anti-phospholipides (aPL)],
  - Atteinte des nerfs crâniens, du système nerveux périphérique ou dysautonomie,

Classification OMS

- **Classe I : glomérule normal en microscopie optique et électronique (rare).**
- **Classe II : glomérulonéphrite mésangiale pure (pronostic spontanément favorable).**
- **Classe III : glomérulonéphrite segmentaire et focale (protéinurie modérée, risque d'évolution vers classe IV).**
- **Classe IV : glomérulonéphrite proliférative diffuse (la plus fréquente et la plus grave) : syndrome néphrotique impur.**
- **Classe V : glomérulonéphrite extramembraneuse.**
- **Classe VI : sclérose glomérulaire.**

– Myélite,
– Mouvements anormaux (chorée),
– Céphalées,
– Troubles mnésiques ou cognitifs,
– Troubles psychiques voire psychose,
– Troubles de l'humeur,
– Méningite lymphocytaire,
– Hypertension intracrânienne bénigne.

- **Manifestations cardiaques :**

Touche les 3 tuniques :

– **Péricardite** (corticosensible),
– Myocardite,
– Endocardite de Libman-Sacks (épaississement mitral ou aortique) liée à la présence d'aPL.

- **Manifestations vasculaires :**

– Syndrome de Raynaud,
– Hypertension artérielle,
– Thrombose veineuse, artérielle ou microvasculaire liée à la présence d'aPL.

- **Manifestations respiratoires :**

– **Pleurésie** uni- ou bilatérale, lymphocytaire, exsudative, corticosensible,
– **Attention à éliminer une embolie pulmonaire++,**
– Infiltrats interstitiels migrateurs ou atélectasies sous-segmentaires : après avoir éliminé une étiologie infectieuse favorisée par le traitement,
– Hémorragie intra-alvéolaire,
– Bronchiolite oblitérante,
– Pneumopathie interstitielle diffuse fibrosante,
– Hypertension artérielle pulmonaire.

- **Manifestations systémiques :**

– Lors des poussées : fièvre, asthénie, amaigrissement, splénomégalie, adénopathies,
– Le lupus peut être associé au :
  - **Syndrome des anti-phospholipides,**
  - **Syndrome de Gougerot-Sjögren** (affection inflammatoire chronique caractérisée par un syndrome sec oculaire et buccal, des anticorps anti-SSA et/ou anti-SSB et une infiltration lymphoplasmocytaire des glandes salivaires).

BIOLOGIE

- **CRP peu élevée** sauf si coexistence d'une infection ou d'une sérite.
- **Hypergammaglobulinémie polyclonale.**
- **Manifestations hématologiques :**

– Cytopénies auto-immunes :
  - Anémie hémolytique auto-immune avec test de Coombs positif à IgG/complément,
  - Leuco-neutropénie, lymphopénie T,
  - Thrombopénie.

– Anémie inflammatoire au cours des poussées,
– Anticoagulant circulant.

- **Immunologie :**

– Anticorps antinucléaires,
– Anticorps anti-DNA natif,
– Anticorps anti-Sm (très spécifiques),
– Anticorps anti-SSA ou anti-SSB : associés au lupus subaigu, au lupus néonatal et au syndrome de Gougerot-Sjögren,
– Anticorps anti-RNP,
– Facteurs rhumatoïdes,
– Biologie anti-phospholipide,
– Baisse du complément soit par déficit constitutionnel soit par consommation lors d'une poussée (rein).

- **Le diagnostic repose sur un faisceau d'arguments cliniques et biologiques.**

Les critères de classification de l'ACR (*American College of Rheumatology*) qui servent à l'échelle d'études cliniques pour différencier les connectivites les unes des autres sont cependant souvent utilisés comme critères diagnostiques (au moins 4 critères sur une liste de 11, qu'ils soient ou non associés à un même instant).

LA GROSSESSE

- **Grossesse à risque, à planifier++.**
- **Risque de poussée** lupique si maladie évolutive en début de grossesse ou atteinte rénale préexistante.
- **Risque lié à la biologie anti-phospholipide** (cf. fiche M8-117-2).
- **Risque lié aux anticorps anti-SSA** : bloc auriculoventriculaire définitif, atteintes cutanées, neurologiques et hématologiques transitoires.
- **Complications de la corticothérapie** : prématurité, retard de croissance, risques infectieux...

Classification ACR

- **Rash malaire.**
- **Lupus discoïde.**
- **Photosensibilité.**
- **Ulcérations orales ou nasopharyngées.**
- **Arthrite non érosive touchant au moins 2 articulations périphériques.**
- **Pleurésie ou péricardite.**
- **Protéinurie > 0,5 g/jour ou cylindrurie.**
- **Convulsions ou psychose.**
- **Anémie hémolytique et/ou :**
  - Leucopénie < 4 000/µl constatée à 2 reprises,
  - Lymphopénie < 1 500/µl constatée à 2 reprises,
  - Thrombopénie < 100 000/µl en l'absence de drogue cytopéniante.
- **Anticorps anti-DNA natif et/ou :**
  - Anticorps anti-Sm,
  - Sérologie syphilitique dissociée (VDRL positif) persistant à au moins 6 mois d'intervalle ou anticoagulant circulant ou anticorps anticardiolipine.
- **Titre anormal d'anticorps antinucléaires en l'absence de drogue inductrice.**

LE LUPUS INDUIT

- Certains médicaments (isoniazide, interféron, anti-TNFα, β-bloquants, minocycline, phénothiazine, certains anticonvulsivants...) peuvent induire la survenue d'un lupus (signes généraux, manifestations rhumatologiques, pleuro-pulmonaires et péricardiques fréquentes. Atteintes cutanées, rénales et cérébrales rares). Les anomalies régressent à l'arrêt du traitement inducteur. Présence d'anticorps antihistone.

ÉVOLUTION

- Le lupus évolue par poussées entrecoupées de phases de rémission.
- L'activité de la maladie diminue après la ménopause.

TRAITEMENT

- Une **photoprotection efficace** est indispensable++.
- **Adaptation de la contraception** (sans œstrogène).
- Hydroxychloroquine (PLAQUENIL®). Une surveillance ophtalmologique est nécessaire à l'initiation puis annuellement (vision des couleurs, champ visuel, électrorétinogramme) afin de dépister une toxicité rétinienne.
- **Corticothérapie** : elle peut être utilisée en complément selon les manifestations présentes. Elle est initiée par voie intraveineuse dans les formes graves. Elle doit être associée aux mesures adjuvantes habituelles.
- **Immunosuppresseurs** si formes viscérales graves ou corticodépendance : mycophénolate mofétil, cyclophosphamide, méthotrexate ou azathioprine.

SURVEILLANCE

- Doit être régulière et prolongée.
- Le rythme est variable en fonction de la gravité du lupus :
- Examen clinique,
- Biologie : NFS, créatinine, protéinurie des 24 heures, hématurie, dosage du complément et des anticorps anti-DNA.

Module 8

L'ESSENTIEL

- Connective non spécifique d'organe.
- Présence d'anticorps antinucléaires, d'anticorps anti-DNA natifs ou anticorps anti-Sm.
- Touche le plus souvent la femme jeune.
- Polymorphisme clinique et symptômes parfois dissociés dans le temps.
- Atteinte rénale = facteur pronostique majeur.
- Association possible au syndrome des anti-phospholipides et/ou au syndrome de Gougerot-Sjögren.
- Évolution par poussées entrecoupées de rémission.
- Contre-indication aux contraceptions à base d'œstrogènes ; prudence avec les médicaments lupo-inducteurs.
- Photoprotection efficace indispensable.
- Traitement de fond par hydroxychloroquine.
- Grossesse à risque.
- Surveillance régulière et prolongée, en particulier de la protéinurie (et de l'hématurie).

Syndrome des anti-phospholipides

(Diagnostiquer un syndrome des anti-phospholipides)

Gaëlle Guettrot-Imbert

DÉFINITION

- Le syndrome des anti-phospholipides (SAPL) correspond à l'association d'au moins un critère clinique, thrombotique ou obstétrical, à la présence d'anticorps anti-phospholipides persistant à 12 semaines d'intervalle (critères de Sapporo).
- *Mode de détection des anticorps anti-phospholipides* :
  - **Anticoagulant circulant** (ACC) :
    - Allongement du TCA non corrigé par l'adjonction d'un sérum témoin, neutralisé par l'apport d'un excès de phospholipides,
    - Peut se rechercher chez les patients sous AVK, impossible sous héparine.
  - **Présence d'anticorps anticardiolipines** (aCL) **ou anti-β2GP1**. Titration des IgG (UGPL) et des IgM (UMPL),
  - **Fausse sérologie syphilitique** : TPHA négatif, VDRL positif.

ÉPIDÉMIOLOGIE

- Lorsque le SAPL est isolé, on parle de SAPL primaire. Il est associé dans le cas contraire.
- 20 à 30 % des personnes atteintes de lupus systémique développent un SAPL secondaire.
- Les femmes sont plus fréquemment atteintes.

MANIFESTATIONS

1. Vasculaires

- Les thromboses peuvent être veineuses, artérielles ou microvasculaires.
- Toutes les localisations sont possibles (y penser devant toute thrombose récidivante ou de siège atypique++).

Classification de Sapporo 2006

Critères cliniques :

- **Thrombose vasculaire :**
  - Un ou plusieurs épisodes de thromboses objectivées : artérielles, veineuses ou des petits vaisseaux.
- **Morbidité obstétricale :**
  - Une ou plusieurs mort(s) fœtale(s) *in utero* à plus de 10 semaines d'aménorrhée (SA) avec une morphologie fœtale normale à l'écho ou à l'examen direct,
  - **Ou** une ou plusieurs naissance(s) prématurée(s) avant 34 SA à cause d'une éclampsie ou pré-éclampsie sévère ou d'une insuffisance placentaire,
  - **Ou** 3 fausses couches consécutives ou plus, inexpliquées, avant 10 SA en l'absence de toute anomalie anatomique ou hormonale maternelle ou d'anomalie chromosomique parentale.

Critères biologiques :

- Présence d'un anticoagulant circulant,
- **Ou** présence d'anticorps anticardiolipine (> 40 UGPL ou UMPL, ou > 99e percentile) en ELISA,
- **Ou** présence d'anticorps anti-β2GP1 IgG ou IgM (> 99 percentile) sur 2 prélèvements espacés d'au moins 12 semaines, en ELISA.

2. Neurologiques

- Accidents vasculaires ischémiques artériels transitoires ou constitués.
- Convulsions.
- Chorée.
- Myélite.

3. Cardiaques

- Valvulopathie par épaississement ou végétation (rare) mitrale ou aortique :

- Ceci justifie un **dépistage systématique** par **échographie cardiaque**.
- Infarctus du myocarde par thrombose *in situ*.
- Myocardiopathie secondaire à des microthromboses.
- Thrombose intracavitaire.
- Cœur pulmonaire chronique post-embolique.

4. Dermatologiques

- *Livedo.*
- Phlébites superficielles.
- Ulcérations ou nécroses digitales, purpura nécrotique.
- Syndrome de Sneddon : association d'un *livedo* à des manifestations ischémiques cérébrales.
- Hémorragies unguéales en flammèche.

5. Néphrologique

- Présence de thrombi dans les glomérules et les petites artères.
- Tableau proche de la microangiopathie thrombotique.

6. Manifestations obstétricales

- 20 % des avortements spontanés sont liés à un SAPL.
- Les accidents précoces sont liés à un défaut d'implantation.
- Les accidents tardifs sont liés à l'insuffisance placentaire.
- Le risque thrombotique maternel est accru au cours du péripartum et du post-partum.

7. Manifestations hématologiques

- Thrombopénie.
- Anémie hémolytique auto-immune.

8. Autres

- Perforations digestives ischémiques.
- Nécrose hémorragique des surrénales.
- Manifestations hépatobiliaires.
- Occlusions vasculaires rétiniennes.

9. SAPL catastrophique

- Survenue d'au moins 3 thromboses dans des sites différents en moins d'une semaine avec confirmation histologique de l'occlusion microvasculaire dans au moins un organe.
- Le SAPL catastrophique peut être déclenché par une infection, une intervention chirurgicale ou un arrêt soudain du traitement anticoagulant.

PATHOLOGIES ASSOCIÉES

- La biologie anti-phospholipide peut être découverte de manière fortuite ou associée à un lupus systémique.
- De nombreuses affections non auto-immunes peuvent être accompagnées d'aPL, rarement thrombogènes (aCL fréquents, ACC rare, anti-β2GP1 exceptionnel).

TRAITEMENT ⊘

1. Biologie anti-phospholipide

- (Prévention primaire) : bas de contention et héparine à dose préventive dans toute situation à risque de thrombose (immobilisation prolongée, péri- et post-partum...).

2. SAPL veineux

- Le traitement repose sur les antivitamines K (AVK) au long cours avec un INR cible entre 2 et 3.

3. SAPL artériel

- Le traitement repose sur les AVK au long cours avec un INR cible entre 3 et 4.

4. Grossesse

- Il faut avant tout connaître les contre-indications :
  - Accident vasculaire cérébral récent,
  - Hypertension artérielle pulmonaire,
  - Insuffisance rénale sévère,
  - Valvulopathie sévère.
- Il est obligatoire d'informer le couple sur les risques d'échec et surtout les risques maternels encourus (décès).
- **Biologie anti-phospholipide isolée :**
  - Aspirine 100 mg/jour (avant la conception),
  - Relais par héparine à dose préventive vers 36 SA jusqu'à 6 semaines du post-partum.
- **SAPL veineux ou artériel** :
  - Ajout de l'aspirine avant la conception et relais des AVK par héparine à dose efficace dès le diagnostic de grossesse et pendant l'allaitement (ou relais par Coumadine qui est la seule parmi les AVK à être autorisée au cours de l'allaitement).

Pathologies associées à la présence d'anticorps anti-phospholipides

1. Sujets sains :
- Découverte fortuite.

2. Maladies auto-immunes et affections voisines :
- SAPL primaire, lupus-like syndrome,
- Lupus systémique, lupus cutané,
- Connectivites mixtes ou indifférenciées,
- Polyarthrite rhumatoïde, syndrome de Gougerot-Sjögren,
- Sclérodermie systémique, myosites, polychondrite atrophiante,
- Vascularites primitives,
- Thrombopénies auto-immunes, thyroïdites auto-immunes,
- Myasthénie, sclérose en plaque,
- Diabète insulinodépendant.

3. Néoplasies :
- Tumeurs solides,
- Syndromes myéloprolifératifs, leucémies, lymphomes,
- Gammapathies monoclonales.

4. Médicaments ou toxiques :
- Procaïnamide, hydralazine, β-bloquants,
- Quinine et quinidine,
- Phénothiazine, hydantoïne,
- Hydrochlorothiazide,
- IFNα, anti-TNFα,
- Éthylisme chronique.

5. Infections :
- Syphilis, maladie de Lyme, tuberculose,
- Endocardite infectieuse, fièvre Q,
- VIH, hépatites A, B, C, parvovirus B19,
- CMV, VZV, EBV,
- Paludisme, lèpre.

6. Divers :
- Spondylarthropathies,
- Rhumatisme articulaire aigu,
- Maladies inflammatoires intestinales,
- Sarcoïdose,
- Syndrome de Guillain-Barré,
- Insuffisance rénale terminale,
- Cirrhose.

- **SAPL obstétrical**
  - Le traitement est mal codifié et comprend l'association aspirine et héparine dont la dose préventive ou curative dépend des antécédents de la patiente.
- Dans tous les cas, l'aspirine est arrêtée aux alentours de 36 SA sauf cas particuliers.
- Le **déclenchement de l'accouchement** est habituel vers 38 SA dans une infrastructure adaptée.
- La surveillance est mensuelle :
  - Doppler dès 20 SA : recherche des signes d'insuffisance placentaire,
  - Recherche d'argument clinique et biologique pour une pré-éclampsie ou un HELLP syndrome (NFS, créatinine, transaminases, haptoglobine, LDH, protéinurie).

L'ESSENTIEL

- **Association d'au moins un critère clinique (thrombotique ou obstétrical) à la présence d'anticorps anti-phospholipides présents à 12 semaines d'intervalle.**
- **À évoquer devant des thromboses à répétition et/ou de siège inhabituel.**
- **La biologie anti-phospholipide comprend l'anticoagulant circulant, les anticorps anticardiolipines et les anticorps anti-β2GP1.**
- **Thromboses des artères, des veines ou des petits vaisseaux, tous les sites pouvant être atteints (y compris le placenta).**
- **Valvulopathie fréquente, à rechercher systématiquement par une échographie cardiaque.**
- **Traitement anticoagulant dont le niveau est à adapter en fonction du site des thromboses antérieures.**
- **Grossesses à haut risque pour la mère.**
- **Le syndrome catastrophique (thromboses en cascade) peut être déclenché par une infection, une intervention ou l'arrêt du traitement anticoagulant.**

Maladie de Horton et pseudo-polyarthrite rhizomélique

(Diagnostiquer une maladie de Horton et une pseudo-polyarthrite rhizomélique. Argumenter l'attitude thérapeutique et planifier le suivi du patient)

Sébastien Trouillier

INTRODUCTION

- Maladie de Horton (MH) :
  - La plus fréquente des vascularites, pouvant toucher toutes les artères de gros et moyen calibre et plus particulièrement les branches du système carotidien externe,
  - Association dans 40 % des cas à une pseudo-polyarthrite rhizomélique (PPR).
- PPR isolée :
  - Association à une MH à biopsie d'artère temporale positive uniquement dans 5 % des cas.

DIAGNOSTIC

1. Épidémiologie (MH)

- Incidence : 6 à 20/100 000/an.
- Patients principalement âgés de plus de 50 ans (moyenne d'âge : 75 ans).
- 70 % de femmes.
- Terrain athéromateux le plus souvent.
- 40 % des MH contre 20 % dans la population générale sont HLA-DR4.

2. Diagnostic clinique (MH)

- Symptômes de la MH en rapport avec une atteinte du système carotidien externe :
  - Céphalées (85 %), de début souvent facile à préciser, de caractère intolérable,
  - Hyperesthésie du cuir chevelu (signe du peigne),
  - Claudication de la mâchoire (40 %),
  - Autres symptômes plus rares :
    - Impression cartonnée ou d'œdème de la face.
- Symptômes de la MH en rapport avec une atteinte du système carotidien interne :
  - Cécité brutale (10 à 20 %) :
    - Par névrite optique ischémique antérieure aiguë (NOIAA) (9 fois sur 10),
    - Ou par une ischémie de la rétine (1 fois sur 10) par occlusion de l'artère centrale de la rétine,
    - Le plus souvent monoculaire et au moment du diagnostic, irréversible si la cécité est complète,
  - Cette cécité est précédée parfois :
    - De phosphènes,
    - D'une vision double ou floue,
    - Ou de voile noir sur un hémichamp visuel ou un quadrant (+++).
- Signes généraux de la MH :
  - Fébricule prolongée,
  - Amaigrissement et/ou anorexie parfois au premier plan.
- Signes physiques de la MH :
  - Abolition ou diminution des pouls temporaux uni- ou bilatérale,
  - Induration des artères temporales et palpation parfois de nodules sur le trajet artériel,
  - Recherche d'un souffle d'insuffisance aortique, d'un souffle sur les trajets des artères sous-clavières ou autres artères,
  - Fond d'œil :
    - Uniquement indiqué en cas de manifestations visuelles à la recherche d'un œdème de la papille (précédant l'atrophie), témoin d'une NOIAA.
  - Autres signes plus rares de la MH :
    - Accidents vasculaires cérébraux,
    - Ulcérations endobuccales,
    - Nécroses cutanées du scalp.

- Autres localisations artérielles de la MH :
  - Aorte thoracique et abdominale :
    - Aortite,
    - Pouvant s'associer à une insuffisance aortique,
  - Artères sous-clavières et axillaires :
    - Sténoses longues, effilées et régulières.
  - Coronarite,
  - Ischémie mésentérique,
  - Artérite des membres inférieurs.

3. Diagnostic clinique (PPR)

- Symptômes de la PPR :
  - Douleurs des ceintures scapulaire et/ou pelvienne d'horaire inflammatoire responsables d'une impotence fonctionnelle sans atteinte motrice objective.
- Signes physiques de la PPR :
  - Douleur à la mobilisation passive des épaules et/ou des hanches sans limitation des amplitudes articulaires :
    - En rapport avec une bursite non destructrice acromio-claviculaire, gléno-humérale et/ou coxo-fémorale.
  - Association possible à un œdème inflammatoire des poignets et du dos de la main :
    - RS3PE (*Remitting Seronegative Symetrical Synovitis with Pitting Edema*).

4. Diagnostic paraclinique

- Biologie :
  - Syndrome inflammatoire (95 % des cas) :
    - VS en moyenne entre 60 et 80 mm,
    - CRP en moyenne à 80 mg/l.
  - Cholestase anictérique,
  - Allongement du TCA en rapport avec un anticoagulant circulant ou des anticorps anticardiolipides,
- Diagnostic anatomoclinique par biopsie de l'artère temporale (BAT) ; de dimension suffisante d'environ 2 à 3 cm, examinée sur plusieurs plans de coupe :
  - Peut être réalisée après l'initiation des corticoïdes :
    - Pas de modification des lésions dans les 10 à 15 premiers jours de traitement.
  - Positive dans 70 à 90 % des cas,
  - Artérite segmentaire et focale :
    - Avec infiltrat inflammatoire prédominant au niveau de la média,
    - Cellules géantes multinucléées prédominant dans la partie interne de la média au contact de la limitante élastique interne,
    - Rupture de la limitante élastique interne,
    - Épaississement fibreux +/– inflammatoire non concentrique de l'intima,
    - Parfois associé à un thrombus dans la lumière artérielle.
- Autres examens complémentaires pour la MH :
  - Doppler des artères temporales :
    - Opérateur dépendant,
    - Ne remplace pas la BAT.
  - Angio-IRM ou angiographie numérique :
    - Mise en évidence des sténoses longues.
  - Échocardiographie :
    - Si insuffisance aortique, à la recherche d'un anévrysme de l'aorte ascendante.
- Autres examens complémentaires pour la PPR (qui reste un diagnostic surtout clinique) :
  - Échographie ou IRM des épaules et/ou des hanches avant corticothérapie (peu utilisées en routine).

5. Diagnostics différentiels

- MH à BAT positive :
  - Présence de cellules géantes :
    - Granulomatose de Wegener.
  - Infiltrat inflammatoire sans cellule géante (+/– présence de nécrose fibrinoïde) :
    - Périartérite noueuse,
    - Ou polyangéite microscopique avec atteinte d'une artère de moyen calibre.
- MH à BAT négative (10 à 30 % des MH) :
  - Autres causes de céphalées avec syndrome inflammatoire :
    - Sinusite,
    - Méningite,
    - Tumeur.
- Si corticorésistance ou corticodépendance à une dose supérieure à 20 mg/j à 1 an :

– Autres vascularites,
– Pathologies néoplasiques corticosensibles à fortes doses :
  • Myélome, lymphome.
– Pathologies infectieuses chroniques :
  • Endocardite d'Osler,
  • Tuberculose.

• PPR :
– Polyarthrite rhumatoïde avec atteinte rhizomélique initiale,
– Myosite ou polymyosite,
– Périartérite noueuse ou polyangéite microscopique avec myalgies,
– Pathologie dégénérative : arthrose, périarthrite scapulo-humérale, névralgie cervico-brachiale,
– Métastases osseuses des ceintures,
– Syndrome paranéoplasique.

• Examens complémentaires à demander si :
– Doute clinique pour une PPR,
– Corticodépendance > 10 mg/jour,
– Déformation articulaire,
– Troubles neurologiques, moteurs ou capsulite rétractile.

• On peut alors prescrire :
– Radiographies standards,
– Facteurs rhumatoïdes et anticorps antipeptides citrulinés,
– Scintigraphie osseuse,
– Électromyogramme,
– Tomodensitométrie thoraco-abdomino-pelvienne.

Critères de classification par le collège américain de rhumatologie (ACR, 1990)

• **Non validés pour une utilisation à visée diagnostique en pratique courante.**
  – Âge > 50 ans.
  – Céphalées d'apparition récente.
  – Anomalies de l'artère temporale à l'examen clinique.
  – Élévation de la VS > 50 mm.
  – BAT anormale à l'examen anatomopathologique.

• **Présence de 3 des 5 critères ci-dessus en faveur d'une MH avec une sensibilité de 93 % et une spécificité de 91 %.**

ATTENTION : reconsidérer obligatoirement le diagnostic si corticorésistance.

TRAITEMENT

1. Maladie de Horton

ATTENTION : nécessité d'un traitement rapide si survenue d'une cécité brutale ou si suspicion clinique.

• Corticothérapie :
– Prednisone à la dose initiale de 0,5 à 0,7 mg/kg/jour :
  • (Sédation rapide des symptômes dans les 24 à 48 heures),
  • À débuter à 1 mg/kg/j si atteinte ophtalmologique.
– Décroissance de façon progressive, par paliers successifs (schéma variable selon les équipes) :
  • Diminution jusqu'à 20 mg/jour en 4 mois, 10 mg/jour en 1 an puis diminution sur une période de 6 à 12 mois,
  • Possibilité d'arrêter le traitement la plupart du temps entre 18 à 24 mois,
  • Possibilité de rechutes cliniques (réapparition des signes initiaux, augmentation de la VS ou de la CRP sans cause évidente) nécessitant de remonter la corticothérapie jusqu'à sédation des douleurs et du syndrome inflammatoire.

• Antithrombotique à associer au moment du diagnostic :
– Données basées sur des études rétrospectives, mais attitude raisonnable en raison de l'âge des patients et du tropisme vasculaire de la maladie,
– Anti-agrégant plaquettaire,
– Ou héparine puis anti-agrégant plaquettaire.

2. PPR

• Corticothérapie :
– Prednisone :
  • À la dose initiale de 0,3 à 0,5 mg/kg/jour et décroissance progressive puis arrêt à 1 an.

3. Mesures associées à la corticothérapie (cf. fiche M11-174)

Module 8

Erreurs à ne pas commettre

- **Pas de place pour les AINS dans le traitement de la MH et de la PPR.**
- **Ne pas associer AINS et corticoïdes.**
- **Ne pas arrêter en quelques semaines les corticoïdes devant la sédation des symptômes et du syndrome inflammatoire.**
- **Ne pas arrêter les corticoïdes si la biopsie de l'artère temporale est normale alors que la clinique est évocatrice de maladie de Horton.**

ÉVOLUTION ET COMPLICATIONS

1. Évolution

- Durée moyenne de traitement :
  - Pour la MH : 18 mois à 2 ans,
  - Pour la PPR : 12 à 18 mois.
- Rechute fréquente (30 % des patients) :
  - Réapparition des signes initiaux, du syndrome inflammatoire sans autre cause :
    - Pouvant d'ailleurs correspondre plus à une décroissance trop rapide qu'à une réelle rechute,
    - Nécessite une ascension de la corticothérapie au palier supérieur.
- Espérance de vie des patients atteints de MH identique à celle de la population générale.

2. Complications propres à la MH

- Vasculaires :
  - Anévrisme de l'aorte thoracique,
    - Après 10 ans d'évolution (10 % des patients).
  - Accidents vasculaires cérébraux,
  - Infarctus du myocarde.

3. Complications iatrogènes (cf. fiche M11-174)

En particulier :

- HTA pouvant ne pas régresser à la décroissance des corticoïdes.
- Ostéoporose cortico-induite :
  - Augmentation de l'incidence des tassements vertébraux et autres fractures ostéoporotiques malgré la diminution puis l'arrêt des corticoïdes.
- Complications infectieuses.
- Diabète cortico-induit.

4. Pièges diagnostiques en cours de suivi

- Douleur pelvienne et syndrome inflammatoire :
  - Ne pas méconnaître une sigmoïdite dont l'incidence est augmentée chez les patients traités pour MH ou PPR.
- Douleur de hanches sans syndrome inflammatoire :
  - Ostéonécrose de hanche sous corticoïdes+++ :
    - Douleur d'horaire mécanique,
    - Radiographie de hanche : souvent normale initialement,
    - Scintigraphie osseuse : hyperfixation de la tête fémorale,
    - IRM++ : hétérogénéité de la tête fémorale.

L'ESSENTIEL

- **Épidémiologie :**
  - **La MH est la vascularite la plus fréquente,**
  - **Personnes âgées > 50 ans,**
  - **PPR isolée associée uniquement dans 5 % des cas à une BAT positive.**
- **Complication de la MH à craindre : la cécité souvent irréversible.**
- **Diagnostic de MH : confirmation du diagnostic par la biopsie de l'artère temporale dans 70 à 90 % des cas.**
- **Traitement :**
  - **Débuter la corticothérapie dès la suspicion clinique de MH,**
  - **Durée de traitement :**
    - **Pour la MH, 18 à 24 mois,**
    - **Pour la PPR, 12 mois.**
  - **Ne pas oublier les mesures d'accompagnement thérapeutique et hygiéno-diététiques de la corticothérapie.**
- **Pièges diagnostiques sous traitement : sigmoïdite, ostéonécrose de hanche.**

Pneumopathie interstitielle diffuse (PID)

(Diagnostiquer une pneumopathie interstitielle diffuse)

Guillaume Le Guenno

CLASSIFICATION ET ÉPIDÉMIOLOGIE

- Le terme de pneumopathie infiltrative diffuse est à préférer à celui de pneumopathie interstitielle diffuse (PID) car il existe dans la plupart des cas une atteinte des 3 composants du parenchyme pulmonaire (interstitium, alvéoles et vaisseaux).
- Distinction entre PID primitive et secondaire.
- Formes primitives les plus fréquentes mais restent des pathologies rares.
- Possibilité de traitement spécifique dans les formes secondaires.
- Les 3 causes les plus fréquentes sont la sarcoïdose, la fibrose pulmonaire idiopathique (FPI) et les pneumopathies d'hypersensibilité (PHS).

1. PID secondaires

- **Infectieuses** : mycoplasme, chlamydia, virus ; pneumocystose et herpès virus chez l'immunodéprimé.
- **PHS**.
- **Pneumoconioses** (silicose, asbestose, bérylliose).
- Pneumopathies **médicamenteuses** et **radiques**.
- **Néoplasies** : lymphangite carcinomateuse, lymphome pulmonaire, carcinome bronchiolo-alvéolaire.
- PID associées aux **connectivites** et aux **vascularites**.

2. PID primitives

- Granulomatoses :
  - Sarcoïdose,
  - Histiocytose.
- Lymphangioléïomyomatose (LAM), protéinose alvéolaire.
- Pneumopathie chronique idiopathique à éosinophiles (Carrington).
- PID idiopathiques :
  - FPI,
  - Pneumopathie interstitielle non spécifique (PINS),
  - Pneumopathie organisée cryptogénique (POC),
  - Pneumopathie interstitielle lymphocytaire (PIL),
  - Pneumopathie interstitielle desquamative,
  - Pneumopathie interstitielle aiguë (dommage alvéolaire diffus).

PHYSIOPATHOLOGIE

Distinction

- Type d'infiltrat :
  - Cellulaire → réversible,
  - Collagène → irréversible.
- Topographie :
  - Macroscopique :
    - Apex → moins d'effet shunt,
    - Bases → effet shunt précoce.
  - Microscopique :
    - Espace alvéolocapillaire,
    - Espace lymphatique.
- Conséquences de la fibrose :
  - Bloc alvéolocapillaire → effet shunt à l'effort puis au repos et baisse de la diffusion libre du CO (DLCO),
  - Perte de compliance pulmonaire → baisse de l'ampliation thoracique → baisse du volume courant et de la capacité vitale.

STRATÉGIE DIAGNOSTIQUE

Mode de présentation

- Rapidement évolutive → urgence diagnostique [infectieuse, hémorragie intra-alvéolaire (HIA)].
- Forme chronique ou découverte fortuite (sarcoïdose).

1. Interrogatoire

Il est « policier » :

- Âge : sarcoïdose < 40 ans, FPI > 50 ans.
- Sexe :
  - Femme → LAM,
  - Homme → Histiocytose X (HX).
- Tabac : HX, pneumopathie interstitielle desquamative.
- Cancer : lymphangite carcinomateuse.
- Immunodépression : pneumocystose, miliaire tuberculeuse…
- Prise médicamenteuse : PHS.
- Exposition professionnelle et environnementale : pneumoconiose, PHS.

2. Clinique

- Dyspnée (stade NYHA).
- Toux.
- Signes de connectivite, de vascularite, de sarcoïdose.
- Hippocratisme digital et crépitants « velcro » (FPI).

3. Examens complémentaires

- **Radiographie thoracique et TDM thoracique coupes fines+++ :**
  - Opacités en verre dépoli, micronodulaires, linéaires et réticulaires, rayon de miel, bronchiectasies par traction.
- **Gazométrie artérielle.**
- **EFR avec DLCO** : syndrome restrictif, baisse rapport DLCO/VA.
- **Échographie cardiaque** : éliminer insuffisance cardiaque, recherche HTAP.
- **Test de marche.**
- **Lavage broncho-alvéolaire** (LBA) :
  - Éliminer infections+++,
  - Exposition minérale,
  - Histiocytose (>5% cellules CD1a+),
  - HIA (score de Golde > 20, sidérophage > 20 %),
  - Protéinose alvéolaire,
  - Éosinophilie > 25 % : Carrington, Churg-Strauss…
- **Histologie** : biopsie bronchique, transbronchique, pulmonaire.
- **Biologie** :
  - Sérologie VIH+++,
  - Anticorps antinucléaires (Gougerot-Sjögren, lupus, polymyosite, sclérodermie),
  - CPK (polymyosite),
  - Anti-CCP (polyarthrite rhumatoïde),
  - ANCA (vascularite),
  - Bilan phosphocalcique avec calciurie, enzyme de conversion de l'angiotensine (sarcoïdose),
  - Précipitines (PHS)…
- **Biopsie des glandes salivaires accessoires** : sarcoïdose, Gougerot-Sjögren.

PNEUMOPATHIE D'HYPERSENSIBILITÉ

- Pneumopathie aiguë ou chronique liée à l'inhalation chronique d'allergènes.
- Nombreux antigènes : actinomycètes (poumon de fermier), aviaires (maladie des éleveurs d'oiseaux)…
- Association d'une alvéolite et de granulomes bronchiolaires.
- **Diagnostic** :
  - Relation temporelle symptômes/exposition,
  - Clinique : syndrome grippal, toux, dyspnée, crépitants, *squeack*,
  - Scanner : verre dépoli, aspect en mosaïque (trapping expiratoire), micronodules flous bronchiolaires,
  - LBA : hypercellularité, lymphocytose CD8,
  - Sérodiagnostic : dosage des précipitines sériques par immunoélectrophorèse.
- **Évolution** favorable si éviction antigénique. Intérêt corticothérapie. Risque évolutif vers la fibrose pulmonaire et l'insuffisance respiratoire.

FIBROSE PULMONAIRE IDIOPATHIQUE

- PID idiopathique la plus fréquente (2/3).
- Diagnostic d'élimination.
- Incidence augmente avec l'âge (moyenne 65 ans).
- Dyspnée d'effort, toux, hippocratisme digital, crépitants « velcro » des bases.
- **Diagnostic :** en l'absence de biopsie pulmonaire, tous les critères majeurs et 3 mineurs doivent êtres présents :
  - **Critères majeurs :**
    - Exclusion d'autres causes connues de PID,

- EFR : syndrome restrictif et détérioration des échanges gazeux,
- Tomodensitométrie haute résolution : réticulations des 2 bases avec images en « verre dépoli » limitées (< 30% du poumon) ; prédominance basale et sous-pleurale ; « rayon de miel » ; bronchectasies par traction,
- Pas d'autre diagnostic évocable à partir de la biopsie transbronchique ou du LBA.

– **Critères mineurs :**
  - Âge > 50 ans,
  - Apparition insidieuse d'une dyspnée d'effort inexpliquée,
  - Durée de la maladie > 3 mois,
  - Râles crépitants ou « velcro » inspiratoires des 2 bases.

- **Évolution** défavorable (médiane de survie 3 ans). Traitement faiblement efficace (corticoïdes, N-acétylcystéine, Interféron-γ).

PID ASSOCIÉE AUX CONNECTIVITES/ VASCULARITES

Il s'agit le plus souvent d'un tableau de PINS mais aussi de « FPI » et de POC.

1. Sclérodermie

L'atteinte pulmonaire peut être :

- Une HTAP en particulier dans les formes systémiques localisées associées aux anticorps anti-centromères (CREST).
- Une PID en particulier dans les formes systémiques diffuses associées aux anticorps anti-SCL70, de type PINS ou « FPI ». Elle est responsable du pronostic et fait discuter un traitement immunosuppresseur (cyclophosphamide).
- Elle peut s'associer à la silicose (syndrome d'Erasmus).

2. Syndrome de Gougerot-Sjögren

- Il peut se compliquer d'une atteinte bronchique (dessiccation, dilatation) ou bronchiolaire mais également de PID de type PIL, de PINS ou de lymphome du MALT.

3. Poly- et dermatopolymyosites

- Elles peuvent se compliquer de PID parfois sévères notamment dans le cadre du syndrome des anti-synthétases associant polymyosite, mains de travailleur, Raynaud, pneumopathie interstitielle et présence d'anticorps anti-JO1.

4. Lupus

- À l'inverse des pleurésies, la pneumonie lupique et les PID sont rares et il faut avant tout éliminer une complication infectieuse+++.

5. Polyarthrite rhumatoïde

- Les atteintes pulmonaires sont fréquentes touchant plus de 50 % des PR : plèvre (épanchement), bronches (dilatations), parenchyme (nodules et PID).
- Elle peut s'associer à la silicose (syndrome de Caplan-Colinet).

6. Vascularites

- Les HIA sont l'apanage des vascularites associées aux ANCA et au syndrome de Goodpasture (vascularite pneumo-rénale associée aux anticorps anti-membrane basale glomérulaire).
- Le syndrome de Churg-Strauss peut également comporter des infiltrats alvéolaires labiles.
- La maladie de Wegener peut comporter des nodules excavés.

HISTIOCYTOSE X

- Granulomatose à cellule de Langerhans.
- Atteinte pulmonaire isolée ou systémique (os, peau, endocrinienne…).
- Adulte jeune, sexe masculin. Rôle majeur du tabagisme.
- Nodules bronchiolaires et kystes prédominant aux sommets.
- Risque de pneumothorax et d'évolution vers l'insuffisance respiratoire chronique.
- Hypercellularité macrophagique au LBA avec présence de cellules de Langerhans CD1a+.

SARCOÏDOSE/PNEUMOPATHIES MÉDICAMENTEUSES/ PNEUMOCONIOSES

Traitées en question spécifique et dans l'ouvrage de pneumologie.

L'ESSENTIEL

- Distinguer PID primitives et secondaires.
- Possibilité de traitement dans formes secondaires.
- Interrogatoire policier (tabagisme, médicaments, exposition professionnelle+++).
- Rechercher des signes de connectivite.
- Éliminer infections, HIV et insuffisance cardiaque gauche.
- Intérêt TDM, LBA et prélèvements histologiques pour le diagnostic.
- Intérêt des EFR et du test de marche pour la sévérité.

Sarcoïdose

(Diagnostiquer une sarcoïdose)

Ygal Benhamou

DÉFINITION

- Granulomatose multi-viscérale d'étiologie indéterminée, caractérisée histologiquement par un granulome tuberculoïde à cellules géantes sans nécrose caséeuse associée.
- Polymorphisme clinique avec atteinte thoracique prédominante et isolée dans 40 % cas.
- Guérison spontanée sans séquelle > 50 % ; mortalité 5 %.

ÉPIDÉMIOLOGIE

- Adulte jeune (20 à 40 ans).
- Incidence 20 nouveaux cas pour 100 000 habitants.
- Fréquence et gravité > sujets noirs.

PHYSIOPATHOLOGIE

1. Activation des lymphocytes T

- Alvéolite lymphocytaire avec rapport CD4/CD8 élevé.

2. Activation des macrophages

- Granulomes épithélioïdes gigantocellulaires SANS nécrose caséeuse avec production d'enzyme de conversion de l'angiotensine (ECA) et cytokines.

3. Fibrose sarcoïdosique

- Rare.

LOCALISATIONS VISCÉRALES DE LA SARCOÏDOSE

1. Localisation pulmonaire

Fréquente et potentiellement grave.

- **Signes cliniques :**
  - Dyspnée d'effort, toux sèche,
  - Stade évolué mais rare : insuffisance respiratoire chronique avec HTAP.
- **Imagerie :**
  - Radiographie du thorax :
    - Définit 4 stades,
    - Intérêt pronostique,
    - Sous-estime les lésions,
    - Stade 1 : adénopathies → résolution spontanée 80 %,
    - Stade 2 : adénopathies avec infiltrat pulmonaire → résolution 60 %,
    - Stade 3 : infiltrat pulmonaire sans adénopathie → résolution 30 %,
    - Stade 4 : infiltrat pulmonaire avec fibrose → résolution 0 %,
    - Caractéristiques des lésions :
      - Adénopathies : bilatérales, symétriques, volumineuses, polycycliques, non compressives,
      - Infiltrat pulmonaire : micronodulaire ou réticulo-nodulaire, bilatéral, symétrique, diffus, prédomine en supérieur et moyen,
      - Fibrose pulmonaire : opacités rétractiles des lobes supérieurs ou images en rayon de miel.
  - TDM thoracique précise les lésions.
- **Épreuves fonctionnelles respiratoires :**
  - But : pronostic, surveillance de l'évolution et d'efficacité du traitement.
- **Bronchoscopie et lavage broncho-alvéolaire :**
  - Muqueuse épaissie,
  - Biopsies multiples d'éperons : granulome gigantocellulaire sans nécrose caséeuse,
  - Lavage broncho-alvéolaire : hypercellularité à prédominance lymphocytaire avec rapport CD4/CD8 élevé. Si fibrose : prédominance PNN.

2. Localisations fréquentes, gravité intermédiaire

- **Localisation cutanée :**
  - 25 % des cas,
  - Érythème noueux (syndrome de Löfgren),
  - Sarcoïdes dermiques (placard non douloureux de couleur variable sur le visage ou les doigts).
- **Localisation ophtalmologique :**
  - 25 % des cas,
  - Uvéite antérieure intermédiaire et/ou postérieure, parfois responsable de cécité.

3. Localisations fréquentes et bénignes

- **Localisation articulaire :**
  - Arthralgies inflammatoires et symétriques des grosses articulations, fugaces,
  - Ostéite.
- **Localisation ganglionnaire et hépato-splénique :**
  - Adénopathies superficielles : fermes, indolores et mobiles,
  - Adénopathies profondes non compressives, parfois calcifiées,
  - Atteinte hépatique et splénique : augmentation de taille homogène ou multinodulaire.

4. Localisations non habituelles mais potentiellement graves

- **Localisation cardiaque :**
  - 20 % des cas. Pronostic engagé (50 % de décès),
  - Myocardite granulomateuse (douleurs précordiales, syncopes, troubles du rythme),
  - Péricardite.
- **Localisation neurologique :**
  - 5 % des cas, risque vital engagé,
  - Pseudo-tumeurs cérébrales, atteinte diencéphalo-hypophysaire, méningée ou des nerfs crâniens.

5. Localisation non habituelles et bénignes

- **Localisation ORL :**
  - Hypertrophie parotidienne,
  - Infiltration laryngée.
- **Localisation médullaire.**
- **Localisation rénale :**
  - Néphropathie granulomateuse.
- **Localisation musculaire.**

DIAGNOSTIC POSITIF

- **Tableau clinique + biologique + radiologique.**
- **Confirmation histologique sauf syndrome de Löfgren.**
- **Absence d'autre granulomatose : diagnostic d'élimination.**

1. Bilan biologique

- NFS : lymphopénie.
- Pas de syndrome inflammatoire.
- Hypercalcémie, phosphorémie normale.
- Augmentation de l'enzyme de conversion de l'angiotensine.
- Hypergammaglobulinémie polyclonale.
- Anergie tuberculinique.

2. Bilan d'extension

- **TDM thoraco-abdominal coupes fines millimétriques :**
  - Bilan lésionnel précis,
  - Adénopathies,
  - Parenchyme pulmonaire : infiltrats, fibrose.
- **Fibroscopie bronchique + LBA.**
- **EFR avec mesure de la DLCO.**
- **Examen ophtalmologique.**
- **Holter ECG :** recherche BAV ou BIV, troubles de la repolarisation, ESV.
- **Échographie cardiaque** : recherche hypertrophie septale, altération de la fraction d'éjection ventriculaire, dyskinésie.
- **Scintigraphie myocardique et IRM cardiaque :** recherche d'une atteinte cardiaque.
- **Bilan biologique :** calcémie, calciurie des 24 heures, PAL, gamma-GT, lyzozyme sanguin et urinaire, $\beta 2$ microglobuline, ECBU, protéinurie des 24 heures.

3. Bilan histologique

- Biopsie de l'organe cible : peau, glande salivaire accessoire, adénopathies, bronches…
- Granulome sarcoïdosique.

4. Diagnostic différentiel

- Infectieux : tuberculose, autres mycobactéries, déficit immunitaire.
- Inflammatoire : connectivite associée.
- Néoplasie.
- Toxique.
- Iatrogène.

PRONOSTIC ET SURVEILLANCE

- 30 % de formes chroniques évolutives.
- 15 % de séquelles définitives :

1. Mortalité par insuffisance respiratoire, HTAP, atteintes cardiaques et neurologiques

2. Surveillance

- Tous les 3 mois pendant 2 ans et tant que persistent les adénopathies.
- Puis annuellement pendant 3 ans en cas d'atteinte pulmonaire.

FACTEURS DE BON PRONOSTIC

- Âge < 40 ans.
- Sujets de race blanche.
- Caractère récent des symptômes.
- Présence d'adénopathies médiastinales.
- Absence d'atteinte pulmonaire, cardiaque et neurologique.

Syndrome de Löfgren

- **Signe une sarcoïdose aiguë :**
  - Fièvre + polyarthralgies + érythème noueux + adénopathies hilaires bilatérales,
  - Syndrome inflammatoire biologique,
  - Pas de confirmation histologique,
  - Diagnostic posé sur la clinique + radiographie thorax,
  - Pronostic : favorable 90 % cas.

L'ESSENTIEL

- **Granulomatose multi-viscérale d'étiologie indéterminée, d'expression thoracique fréquente.**
- **Diagnostic positif :**
  - **Tableau clinique + biologique + radiologique,**
  - **Une preuve histologique,**
  - **Absence d'autre granulomatose : diagnostic élimination.**
- **Le LBA retrouve une alvéolite lymphocytaire à CD4+.**
- **Guérison spontanée sans séquelles > 50 % ; mortalité 5 %.**
- **Facteurs de bon pronostic :**
  - **Âge < 40 ans,**
  - **Sujets de race blanche,**
  - **Caractère récent des symptômes,**
  - **Présence d'adénopathies médiastinales,**
  - **Absence d'atteinte pulmonaire, cardiaque et neurologique.**

Module 11

SOMMAIRE

Prescription et surveillance des anti-inflammatoires stéroïdiens et non stéroïdiens

(Prescrire et surveiller un traitement par les anti-inflammatoires stéroïdiens et non stéroïdiens, par voie générale et par voie locale (P))

Ygal Benhamou

M11-174-1

Anti-inflammatoires non stéroïdiens (AINS)

PROPRIÉTÉS PHARMACOLOGIQUES

1. Action antipyrétique

- Par inhibition de la synthèse de prostaglandines (PGE2).

2. Action anti-inflammatoire

- Inhibition de la composante vasculaire de la réaction inflammatoire (douleur, chaleur, rougeur, œdème).

3. Action antalgique

- Par action périphérique sur le système inflammatoire. Action prononcée sur les douleurs par excès de nociception.

4. Action antiagrégante

- Interférence avec les fonctions plaquettaires.

MÉCANISME D'ACTION

1. Mécanisme d'action des anti-inflammatoires

- Inhibition de la cyclo-oxygénase (COX) dont il existe deux principales isoformes (COX-1 et COX-2). Certains AINS n'ont qu'une action d'inhibition sélective de la COX-2 permettant de diminuer la survenue de certains effets indésirables.
- Donc inhibition de la production tissulaire des thromboxanes et prostacyclines.

2. Mécanismes d'action des prostaglandines

Inhibition des effets suivants :

- Phase vasculaire de la réaction inflammatoire.
- Thermorégulation.
- Agrégation plaquettaire.
- Protection muqueuse gastrique.
- Motricité bronchique et utérine.
- Perméabilité du canal artériel chez le fœtus.
- Déclenchement du travail obstétrical.

PHARMACOCINÉTIQUE

1. Aspirine

- Absorption gastrique.
- Transformation en salicylate (forme active).
- Élimination rénale.
- Demi-vie :
  - Faible posologie : 2 heures,
  - Posologie anti-inflammatoire : 12 heures.

2. Les AINS autres que l'aspirine

- Résorption :
  - Cmax atteinte en 1 à 2 heures.
- Diffusion :
  - Liaison protéique forte, donc peut augmenter la toxicité des médicaments fortement liés aux protéines,
  - Passent la barrière fœto-placentaire, hémato-encéphalique, et dans le lait maternel,
  - Bonne diffusion dans le liquide synovial.
- Métabolisme et élimination :
  - Métabolisme hépatique,
  - Élimination rénale ou biliaire (diclofénac, piroxicam, indométacine).

- Demi-vie :
  - Courte < 10 heures : ibuprofène, kétoprofène, diclofénac, acide niflumique,
  - Intermédiaire 10 heures à 18 heures : naproxène,
  - Longue > 24 heures : phénylbutazone.

MODALITÉS D'ADMINISTRATION

1. Aspirine

- Posologie :
  - Adulte :
    - Posologie entre 2 et 3 g/j,
    - 3 à 4 prises quotidiennes,
    - Au moment des repas.
  - Enfant 1 à 3 ans :
    - De 60 à 80 mg/kg/j,
    - Répartis en 4 prises,
    - Espacées de 6 heures.
  - Enfant > 3 ans :
    - Max. 100 mg/kg/j.

2. AINS autres que l'aspirine

- Plusieurs voies : orale, rectale, intramusculaire, cutanée.
  - Sujet âgé > 70 ans :
    - Réduire les doses en fonction du poids,
    - Éviter les molécules à demi-vie longue,
    - S'assurer impérativement que la clairance de la créatinine (Cockcroft/MDRD) > 30 ml/min avant de commencer le traitement,
    - Protecteur gastro-duodénal,
    - Surveiller la pression artérielle, la prise de poids et la survenue d'œdèmes des membres inférieurs si le sujet est hypertendu.
- La prescription d'AINS doit être évitée chez les sujets à risque d'insuffisance rénale aiguë.

EFFETS INDÉSIRABLES

- 10 à 25 % des patients traités.

1. Effets indésirables digestifs

- Fréquents, dose-dépendants :
  - Lésions de la muqueuse digestive,
  - Symptômes digestifs mineurs (nausées, vomissements, dyspepsie, épigastralgies, douleurs abdominales, diarrhée),
  - Hémorragies digestives,
  - Œsophagite,
  - Perforation, sténose, colite ischémique.

2. Effets indésirables rénaux

- L'insuffisance rénale aiguë fonctionnelle par effondrement de la filtration glomérulaire, survient dans la 1re semaine de traitement.
- Terrain prédisposé :
  - Sujets âgés,
  - Déshydratation,
  - Régime sans sel,
  - Diurétiques,
  - Hypovolémie,
  - Lésions vasculaires rénales,
  - Insuffisance rénale chronique,
  - Prise d'inhibiteur de l'enzyme de conversion.
- Troubles hydro-électrolytiques :
  - Hyponatrémie,
  - Hyperkaliémie.
- Néphropathies interstitielles.

3. AINS et HTA

- Surveillance accrue de la TA chez les patients hypertendus chroniques.

4. Effets cutanéo-muqueux immuno-allergiques

5. Effets indésirables hépatiques

- Cytolyse et/ou cholestase sans manifestation clinique.
- Cause immuno-allergique, toxique ou mixte.

6. Effets indésirables neurosensoriels et psychiques

7. Effets indésirables hématologiques

- Anémie par hémorragie digestive.
- Cytopénies périphériques auto-immunes.
- Cytopénies centrales.

8. Allergie aux AINS

9. Le syndrome de Widal

- Association polypose nasale, asthme et intolérance aux AINS et à l'aspirine.

10. Effets gynéco-obstétricaux

- AINS contre-indiqués :
  - Pendant les 3 premiers mois de grossesse,

– Pendant les 3 derniers mois de grossesse,
– Pendant l'allaitement.

INTERACTIONS MÉDICAMENTEUSES

- Sulfamides hypoglycémiants.
- Lithium.
- Diurétiques.

CONTRE-INDICATIONS

1. Absolues

- Allergie à la même classe chimique.
- Grossesse.
- Insuffisance hépatique ou rénale sévère.
- Ulcère gastroduodénal évolutif.
- Syndrome de Widal.
- Maladie hémorragique constitutionnelle ou acquise.

2. Relatives

- Antécédents ulcéreux, reflux gastro-œsophagien sévère.
- Néphropathie, insuffisance rénale.
- Âge > 70 ans.
- AVK.
- Hépatopathie.
- Enfant atteint de varicelle.

Corticoïdes

PROPRIÉTÉS PHARMACOLOGIQUES

1. Action anti-inflammatoire

- Inhibition de la production des médiateurs de l'inflammation par blocage de la phospholipase A2.

2. Action antiallergique

- Blocage précoce de la cascade des réactions suivant la fixation du complexe IgE-allergène aux récepteurs des mastocytes et basophiles.

3. Action immunosuppressive

- Implication dans la réponse immune (présentation de l'antigène), les mécanismes d'amplification et dans la phase effectrice (production d'anticorps, cytolyse, phagocytose).

MODALITÉS D'ADMINISTRATION

1. Voies d'administration

- Voie générale (*per os* ou IV) directe (glucocorticoïdes) ou indirecte (ACTH de synthèse).
- Voie locale (dermocorticoïdes, collyres, aérosols, lavements, infiltrations).

2. Durée d'administration

- Cure courte < 10 jours ou prolongée.

3. La première règle est la limitation des indications

- Aux affections dont la gravité ou l'absence d'alternative thérapeutique justifient l'utilisation des corticoïdes.

4. Bilan préthérapeutique

- Rechercher et traiter une pathologie infectieuse sous-jacente (tuberculose+++).
- Vérifier l'absence de contre-indications :
  – Herpès cornéen,
  – Ulcère gastro-duodénal actif non traité,
  – Psychose sévère.

Attention : aucune contre-indication absolue n'existe lorsque le pronostic vital est engagé.

- Rechercher et traiter des facteurs de risque de mauvaise tolérance :
  – HTA,
  – Insuffisance cardiaque,
  – Diabète déséquilibré.
- Prévenir le risque d'anguillulose maligne chez les patients antillais et africains (traitement par albendazole).
- Densitométrie osseuse (sauf si existence d'une fracture ostéoporotique antérieure) si corticothérapie prolongée (> 3 mois à 7,5 mg/jour). Une valeur du T-score < – 1,5 est considérée comme pathologique.

5. Mesures adjuvantes

- Régime alimentaire :
  – Hyposodé voire normosodé si apports excessifs,
  – Pauvre en sucres rapides,
  – Normocalorique si IMC normal,
  – Riche en potassium, en calcium et en protides.
- Traitement antiulcéreux (discuté au cas par cas),

- Supplémentation potassique (discutée au cas par cas).
- Lutte contre la perte osseuse :
  - Maintien d'une activité physique régulière,
  - Apport calcique (> 1 500 mg/jour),
  - Apport de vitamine D (> 800 UI/jour),
  - Biphosphonates si cure > 3 mois et posologie > 7,5 mg/jour.

SURVEILLANCE

1. Efficacité du traitement

- Le traitement d'attaque est habituellement maintenu pendant 15 à 30 jours.
- La diminution des doses est envisagée dès la disparition des signes cliniques ou la normalisation des paramètres inflammatoires (VS, CRP).

2. Tolérance du traitement

- Tolérance clinique mensuelle :
  - Poids,
  - Pression artérielle,
  - État psychologique,
  - État cutané.
- Tolérance biologique la première semaine puis mensuelle :
  - Glycémie,
  - Kaliémie.

3. Effets secondaires

- Liés à la dose journalière :
  - État psychiatrique,
  - Hyperglycémie,
  - HTA.
- Liés à la dose cumulée :
  - Psychiatrique :
    - Excitation,
    - Insomnie,
    - Virage maniaque,
    - Décompensation psychotique.
  - Ophtalmologique :
    - Cataracte,
    - Glaucome à angle ouvert.
  - Cardiovasculaire :
    - HTA,
    - Athérosclérose accélérée,
    - Décompensation cardiaque.
  - Cutanéo-muqueux :
    - Acné,
    - Hirsutisme,
    - Aspect cushingoïde,
    - Vergetures,
    - Fragilité cutanée,
    - Retard de cicatrisation.
  - Digestifs :
    - Hémorragie digestive,
    - Perforation diverticulaire,
    - Ulcère.
  - Endocriniens :
    - Insuffisance surrénalienne,
    - Arrêt de croissance,
    - Aménorrhée.
  - Métaboliques :
    - Diabète,
    - Hyperlipidémie,
    - Hypokaliémie,
    - Rétention hydrosodée.
  - Osseux :
    - Ostéoporose,
    - Ostéonécrose aseptique.
  - Musculo-tendineux :
    - Tendinopathie,
    - Myopathie.
  - Infectieux :
    - Sensibilité accrue aux infections surtout bactériennes.

4. Incidents et accidents

- Phénomène de rebond caractérisé par la réapparition des signes initiaux lors d'une décroissance trop rapide.
- Syndrome de sevrage lié à une dépendance psychique et non pas à une insuffisance surrénalienne.
- Insuffisance surrénalienne lors des situations de stress (infection, chirurgie), ou lors d'un arrêt brutal du traitement.

DÉCROISSANCE ET ARRÊT DU TRAITEMENT

Les modalités de décroissance et d'arrêt du traitement ne sont pas consensuelles. Les modalités décrites ne sont que des **propositions.**

1. Décroissance

- Décroissance par paliers de 15 jours :
  - De 10 en 10 mg jusqu'à 30 mg/jour,
  - De 5 en 5 mg jusqu'à 20 mg/jour,
  - De 2 en 2 mg jusqu'à 10 mg/jour,
  - De 1 en 1 mg jusqu'à 5 mg/jour.

2. Arrêt

- 3 attitudes possibles une fois la posologie de 5 mg/jour atteinte :
  - Remplacement par 20 mg d'hydrocortisone pendant 1 à 3 mois,
  - Réalisation d'un test au Synacthène®. Si le test est négatif, le refaire à 3 mois et proposer une substitution par hydrocortisone,
  - Baisse lente de 1 mg tous les mois jusqu'à arrêt définitif en surveillant la survenue éventuelle d'une insuffisance surrénalienne.

L'ESSENTIEL

- **Pas de contre-indication absolue aux corticoïdes si pronostic vital engagé.**
- **Modalités de décroissance et d'arrêt non consensuelles.**
- **Pas d'arrêt brusque du traitement.**
- **Préférer les corticoïdes non fluorés (prednisone et prednisolone).**
- **Utilisation prudente des AINS chez la personne âgée.**
- **Éviter l'association des AINS avec les antithrombotiques.**
- **Éviter l'association des AINS avec des IEC.**

Asthénie et fatigabilité

(Diagnostiquer une asthénie et une fatigabilité)

Audrey Benyamine

DÉFINITION

1. Fatigue

- État physiologique comportant une baisse des performances induite par l'effort et réversible par le repos.

2. Asthénie

- État pathologique comportant une fatigue non expliquée par l'effort et résistante au repos.

3. Le syndrome de fatigue chronique (SFC)

- Asthénie persistante (6 mois ou plus) et invalidante, inexpliquée, associée à des symptômes aspécifiques (fébricule, maux de gorge, arthromyalgies, céphalées, troubles de mémoire et du sommeil), d'apparition soudaine chez une personne jusque-là en bonne santé.

4. Fatigabilité

- Apparition anormalement précoce de la sensation de fatigue au cours de l'effort.

ÉPIDÉMIOLOGIE

- Très fréquente (10-20 % de la population).
- Le SFC touche plutôt les jeunes (20-40 ans) et les femmes avec une prévalence de 1/600 à 1/200 dans les pays industrialisés.

INTERROGATOIRE ET EXAMEN CLINIQUE

1. Interrogatoire++

- Contexte de vie du patient (âge, profession, horaires de travail...).
- Antécédents personnels et familiaux.
- Prises médicamenteuses et de toxiques.
- Analyser la fatigue : cf. tableau 1 :
- – Type (physique, mentale, sexuelle) ?
- – Mode de début ?
- – Évolution :
  - Dans la journée,
  - Dans le temps,
  - Par rapport aux activités.
- Heures de lever et de coucher, qualité du sommeil.
- Évaluation du retentissement sur la qualité de vie.
- Associations à des symptômes généraux somatiques (fièvre, amaigrissement) ou psychiatriques (aboulie, anhédonie...).

Tableau 1 : Caractéristiques des asthénies organiques et psychiques

Organique	Psychique
Vespéro-nocturne	Matinale
Améliorée par le repos	Non améliorée par le repos
Liée à l'effort Fatigabilité musculaire	Diminue au cours des activités
Constante	Variable dans le temps
Signes généraux	Signes fonctionnels riches

2. Examen clinique

- Systématique, complet, orienté par les symptômes, sans oublier l'examen des aires ganglionnaires, des seins, des organes génitaux.

EXAMENS COMPLÉMENTAIRES

1. Première intention

- **NFS, plaquettes** (à la recherche d'une anémie ou d'une hémopathie).
- **VS, CRP** (à la recherche d'une inflammation ou d'une gammapathie monoclonale).
- **Ionogramme sanguin** (à la recherche d'une hyponatrémie, d'une dyskaliémie).
- **Urée, créatininémie** (à la recherche d'une néphropathie).
- **Calcémie** (à la recherche d'une hypercalcémie).

- **Ferritinémie**, saturation de la transferrine (à la recherche d'une carence martiale).
- **TSH** (à la recherche d'une dysthyroïdie).
- **Glycémie à jeun** (à la recherche d'un diabète).
- **ASAT, ALAT** (à la recherche d'une hépatite).
- **Cortisolémie à 8 heures** (à la recherche d'une insuffisance surrénalienne ou corticotrope).

2. **Seconde intention**
   - **CPK** (à la recherche d'une myopathie métabolique, endocrinienne, ou inflammatoire).
   - **Électrophorèse des protéines sériques** (à la recherche d'une cirrhose, d'une hypergammaglobulinémie, d'une hypoalbuminémie).
   - **Anticorps antinucléaire** (pour le dépistage d'une connectivite).
   - **Sérologies** bactériennes et virales (maladie de Lyme, hépatites B et C, EBV, CMV, VIH).
   - **Radiographie du thorax** (dépistage d'une tuberculose, d'une tumeur primitive ou secondaire, d'une pneumopathie interstitielle).
   - **Échographie abdomino-pelvienne** (recherche d'une hépatosplénomégalie, d'adénopathies profondes, d'une tumeur).

L'ESSENTIEL

- **Importance de l'évaluation clinique initiale et au cours du suivi.**
- **Fréquence des causes psychiatriques.**
- **Connaître et éliminer les causes organiques.**
- **Le SFC = diagnostic d'exclusion.**
- **Importance de la relation médecin/malade.**

Étiologies somatiques des asthénies

Infectieuses	**Virales :** EBV, CMV, VIH, hépatites virales
	Bactériennes : endocardite, tuberculose, Maladie de Lyme
Endocriniennes	Insuffisance surrénalienne, Hypo/hyperthyroïdie, Diabète, Hyperparathyroïdie
Organiques	Insuffisance respiratoire, cardiaque, rénale, hépatocellulaire
Métaboliques	Anémie, Hémochromatose, Hypercalcémie
Neurologiques	**Périphériques, musculaires :** myasthénie, myopathies
	Centrales : SEP, Parkinson, démences
	Maladies du sommeil : syndrome d'apnées du sommeil, *jet lag*, narcolepsie
Tumorales	**Tumeurs solides** **Hémopathies malignes**
Inflammatoires	Vascularites, Connectivites, Granulomatoses
Toxiques/ Iatrogènes	**Intoxication** au CO, plomb, éthylique, Psychotropes, **Antihypertenseurs** : β-bloquants, diurétiques...
Psychiques	Syndrome dépressif, Trouble anxieux généralisé, hypochondrie

Partie II : Maladies et grands syndromes

SOMMAIRE

Pathologie des glandes salivaires

(Diagnostiquer une pathologie infectieuse, lithiasique, immunologique et tumorale des glandes salivaires)

Guillaume Le Guenno

MGS-270

Symptôme et/ou signe physique dont il faut rechercher une cause locale ou générale.

HYPERTROPHIE SALIVAIRE

1. Gonflement parotidien unilatéral

- Parotidites aiguës :
  - Virales : oreillons,
  - Bactériennes : sujet âgé déshydraté.
- Parotidites chroniques et/ou récidivantes :
  - Lithiase (rare),
  - Bactériennes subaiguës chez l'enfant,
  - Tuberculose.
- Tumeurs parotidiennes :
  - Bénignes (70 % des cas) : pas de paralysie faciale,
  - Adénome pléïomorphe (50 %) et monomorphe,
  - Malignes épithéliales : paralysie faciale, trismus…
  - Non salivaires : lymphomes, métastases…

2. Gonflement sous-maxillaire unilatéral

- Lithiase+++.
- Complication infectieuse (warthonite, sous-maxillite).

3. Gonflement de plusieurs glandes salivaires

- Infection virale : oreillons, entérovirus, HIV, CMV, HTLV.
- Maladie générale (intérêt de la biopsie de glandes salivaires accessoires) :
  - Gougerot-Sjögren primitif ou secondaire,
  - Sarcoïdose,
  - Sialadénite chronique,
  - Amylose,
  - Lymphome,
  - Maladie fibrosclérosante à IgG4.

XÉROSTOMIE

- Sensation de bouche sèche.
- Pathologie fréquente.
- Débit salivaire < 1,5 ml en 15 minutes.
- À compléter par la recherche d'une xérophtalmie.
- Causes multiples :
  - Médicaments+++ (anticholinergiques),
  - Radio et irathérapie,
  - Gougerot-Sjögren primitif ou secondaire,
  - Sarcoïdose,
  - Amylose.
- Traitement :
  - Mesures d'hygiène buccale,
  - Chlorhydrate de pilocarpine (Salagen®).

L'ESSENTIEL

- **Hypertrophie unilatérale :**
  - **Tumeur,**
  - **Infection bactérienne et virale.**
- **Hypertrophie bilatérale :**
  - **Avec xérostomie :**
    - **Infection virale (oreillons, HIV),**
    - **Gougerot-Sjögren,**
    - **Sarcoïdose.**
  - **Sans xérostomie :**
    - **Sialadénite chronique.**

Partie III : Orientations diagnostiques

SOMMAIRE

Amaigrissement

(Devant un amaigrissement, argumenter les principales hypothèses diagnostiques et justifier les examens complémentaires pertinents)

Gaëlle Guettrot-Imbert

ODD-295

DÉFINITION

- Perte de poids > 5 % du poids habituel en 6 mois.
- À distinguer de :
  - La dénutrition (perte de masse protéique = signe de gravité), les 2 étant souvent liés si la perte de poids est supérieure à 10 %,
  - La maigreur constitutionnelle.
- Poids = masse grasse + masse maigre (ou protéique).
- L'indice de masse corporelle (IMC = P/T^2 en m^2) reflète la masse grasse.
- Le poids augmente entre 20 et 50 ans, se stabilise puis diminue spontanément après 75 ans.

DÉMARCHE DIAGNOSTIQUE

1. Interrogatoire

- Antécédents médicaux :
  - Interventions chirurgicales,
  - Antécédents de cancer,
  - Alcool, tabac, café, drogues, conduites à risque,
  - Antécédents d'obésité ou de régime amaigrissant.
- Contexte psychologique (famille, milieu professionnel).
- Prises médicamenteuses y compris produits naturels.
- Histoire clinique :
  - Importance et rapidité de l'amaigrissement (> 10% en moins de 6 mois ou > 5 % en moins d'un mois),
  - Anorexie élective (viande ?),
  - Enquête alimentaire (régime sans sel…).
- Autres symptômes : fièvre, sueurs, troubles du goût/transit, **aménorrhée**…

2. Examen clinique

Il doit être **complet**, notamment :

- Poids, IMC, périmètre brachial et pli cutané,
- Signes de carence vitaminique,
- Pigmentation cutanée,
- Volume thyroïdien,
- Fréquence cardiaque.

3. Examens complémentaires

- En présence d'éléments d'orientation : les examens sont guidés par la **clinique**.
- En l'absence d'étiologie évidente, on demande en première intention :
  - NFS, VS, CRP,
  - TSH,
  - Ionogramme sanguin, glycémie, créatininémie, transaminases, PAL, γGT,
  - Stigmates de malabsorption :
    - Calcémie,
    - TP,
    - Ferritine,
    - Vitamine D, folates, vitamine B12,
    - Électrophorèse des protéines sériques,
    - Cholestérol.
  - LDH,
  - Anticorps antitransglutaminase,
  - Sérologie VIH si conduite à risque,
  - Radiographie de thorax,
  - Échographie abdominale,
  - Évaluation de la gravité : albumine, préalbumine.

GRANDES ORIENTATIONS

1. Amaigrissement sans anorexie

- Diabète (syndrome cardinal).
- Hyperthyroïdie.

- Phéochromocytome.
- Malabsorption : parasitoses, maladie cœliaque…

2. Amaigrissement avec anorexie

- **Infections :**
  - Tuberculose, maladie de Whipple, VIH…
- **Inflammation :**
  - Horton, autres vascularites, lupus systémique, sarcoïdose.
- **Néoplasies** : en particulier digestives.
- **Hémopathies :** lymphome hodgkinien ou non.
- **Endocrinien** : hypercalcémie, insuffisance surrénalienne, insuffisance anté-hypophysaire.
- **Vasculaire** : ischémie mésentérique.
- **Défaillance viscérale grave ou évoluée** (insuffisance cardiaque, respiratoire, rénale ou hépatique comme maladie de Parkinson ou démence).
- **Syndrome dépressif.**
- **Alcoolisme.**
- **Maladies psychiatriques.**

3. Amaigrissement avec restriction volontaire

- Recherche de l'élément déclenchant :
  - Dysgueusie,
  - Dysphagie,
  - Sécheresse buccale,
  - Candidose buccale,
  - Modification de l'articulé dentaire,
  - **État dentaire** (sujet âgé+++).
- **Anorexie mentale :**
  - Femme jeune,
  - Triade : anorexie, amaigrissement, aménorrhée,
  - Perturbation de l'image corporelle.

4. Aucune cause n'est retrouvée dans 25 % des cas

- Le suivi doit être régulier à la recherche d'une reprise pondérale ou de l'apparition de nouveaux symptômes orientant la démarche diagnostique.

PRISE EN CHARGE

- 1. Étiologique+++.
- 2. Nutritionnelle.
- 3. Psychologique.

L'ESSENTIEL

- **Confirmer l'amaigrissement.**
- **Rechercher les critères de gravité nécessitant une hospitalisation (déshydratation, troubles ioniques, IMC inférieur à 13).**
- **L'examen clinique est une étape clef dans la démarche diagnostique.**
- **Les principaux groupes étiologiques sont :**
  - **Les troubles du comportement alimentaire,**
  - **La dépression,**
  - **L'alcoolisme,**
  - **Les endocrinopathies,**
  - **Les affections digestives non cancéreuses : malabsorption+++,**
  - **Les cancers,**
  - **L'amaigrissement du sujet âgé+++,**
  - **Les autres : infections, syndrome inflammatoire, médicaments, régime…**
- **La dénutrition aggrave le pronostic de toute affection associée.**

Douleur des membres et des extrémités

(Devant les douleurs des membres et des extrémités, argumenter les principales hypothèses diagnostiques et justifier les examens complémentaires pertinents)

Ygal Benhamou

ODD-306

CLASSIFICATION

- Les douleurs des membres inférieurs se répartissent en 3 groupes.

1. Les douleurs somatiques :
- Caractérisées par un excès de nociception, sans atteinte du système nerveux. C'est le cas des douleurs ostéo-articulaires, vasculaires et musculaires.

2. Les douleurs neurogènes :
- Ou douleurs de désafférentation. Elles traduisent un défaut d'inhibition lié à des lésions du système nerveux central ou périphérique. Il s'agit de douleurs ressenties pour des stimulations normalement indolores.

3. Les douleurs psychogènes :
- La dimension affective et interprétative est responsable de la sensation douloureuse.

ÉTIOLOGIES

1. Origine neurologique
- **Atteinte du système nerveux périphérique :**

– Les mononeuropathies :
  - Lésion focale d'une racine nerveuse, d'un plexus ou d'un tronc nerveux,
  - Douleurs de type neurogène périphérique, limitées à un membre,
  - Les causes sont essentiellement :
    – Compressives (sciatique, cruralgie, névralgie cervico-brachiale),
    – Traumatiques (étirement du plexus brachial),
    – Ischémiques,
    – Infectieuses (douleurs post-zostériennes),
    – Vascularite (périartérite noueuse).

– Les polyneuropathies :
  - Lésions diffuses touchant simultanément plusieurs troncs nerveux ou racines,
  - Troubles sensitifs et moteurs bilatéraux et symétriques (cf. fiche MGS-265),
  - Les causes sont essentiellement :
    – Toxiques (alcool, arsenic, organophosphorés),
    – Diabète,
    – VIH,
    – Carences vitaminiques (B1, B6, B9, B12, PP),
    – Immunologiques (syndrome de Gougerot-Sjögren),
    – Iatrogenes (amiodarone, sels d'or, vincristine, cisplatine…),
    – Tumorales (syndrome paranéoplasique).

Selon la clinique, les explorations comportent une étude électrophysiologique (mesure des vitesses de conduction, blocs de conduction, atteinte motrice ou sensitive) et un bilan radiologique : radiographie standard, scanner ou IRM du rachis.

- **Atteinte du système nerveux central :**

– Syndrome cordonal postérieur :
  - Douleurs à type d'étau,
  - Sensation de peau cartonnée, impression de marcher sur du coton,
  - Signe de Lhermitte : sensation de décharges électriques le long du rachis irradiant dans les membres provoquées par la flexion de la nuque.

– Syndrome de compression médullaire :
  - Niveau lésionnel et sous-lésionnel,
  - Suite à une lésion compressive intramédullaire (tumeur) ou à une compression extramédullaire (neurinome,

méningiome, épidurite, spondylodiscite, métastases vertébrales...).
  - Syndrome syringomyélique :
    - Atteinte de la sensibilité thermique et douloureuse respectant la sensibilité tactile.
  - Les lésions thalamiques et les atteintes du tronc cérébral (syndrome de Wallenberg) peuvent également s'accompagner de douleurs,
  - Le syndrome des jambes sans repos associe un besoin impérieux de bouger les jambes, des sensations désagréables et inconfortables s'aggravant en position allongée la nuit et régressant lors de la marche ou lors des mouvements d'étirement.

Le bilan paraclinique comprend une imagerie morphologique (IRM encéphalique ou médullaire) et une étude électrophysiologique (potentiels évoqués somesthésiques).

- **Atteintes musculaires :**

Crampes, fatigabilité musculaire, myalgies, douleur des masses musculaires à la pression. Déficit moteur à prédominance proximale.

Les causes principales sont :

  - Infectieuses (EBV, CMV, hépatite B, C, mycoplasme, coxsackie, légionellose, toxoplasmose, toxocarose, trichinose...),
  - Médicamenteuses (statines, fibrates, IEC, bêtabloquants, colchicine...),
  - Inflammatoires (polymyosite, dermatomyosite),
  - Dysthyroïdie,
  - Glycogénoses, myopathies mitochondriales si douleur à l'effort.

2. Origine vasculaire

- **Atteintes artérielles :**

Siège habituel unilatéral :

  - Ischémie aiguë :
    - Douleur brutale, permanente, intense sans position antalgique,
    - Membre froid, pâle,
    - Palpation des masses musculaires douloureuse,
    - Pouls en aval de l'occlusion non perçus,
    - Secondaire à une occlusion brutale par embolie ou une thrombose *in situ*,
    - L'examen de choix est l'échographie-Doppler artérielle des membres inférieurs.
  - Ischémie chronique :
    - La douleur traduit une ischémie tissulaire secondaire à une sténose artérielle,
    - En fonction du degré de sténose, la douleur surviendra à l'effort (claudication intermittente) en position allongée (douleur de décubitus) ou de façon permanente (ischémie critique si associée à une pression systolique de cheville < 50 mmHg ou à une pression de gros orteil < 30 mmHg) (cf. À noter),
    - L'échographie-Doppler artérielle est l'examen de choix pour préciser les sites des sténoses et des occlusions. L'artériographie n'a qu'une place à visée thérapeutique ou préthérapeutique.

- **Atteintes veineuses :**
  - Thrombose veineuse profonde :
    - L'association douleur, œdème, augmentation de la chaleur locale et perte du ballant du mollet caractérise la thrombose veineuse profonde (cf. fiche M9-130),
    - L'examen de choix est l'échographie-Doppler veineuse des membres inférieurs.
  - Thrombose veineuse superficielle :
    - Douleur d'apparition rapidement progressive, le long d'un tronc veineux superficiel. L'association de signes locaux inflammatoires et d'un cordon variqueux induré a une grande valeur diagnostique.
  - Insuffisance veineuse :
    - Primitive ou secondaire à une maladie post-thrombotique,
    - Douleur parfois dès le lever, s'aggravant progressivement au cours de la journée,
    - Sensation de lourdeur des membres, de fatigabilité, de brûlures douloureuses associées à un œdème froid,
    - Dermite ocre très évocatrice.

- **Atteintes microcirculatoires :**

Les douleurs microcirculatoires résultent soit d'une vasoconstriction ou d'une vasodilatation excessive.

Douleurs permanentes ou paroxystiques.

Les étiologies principales sont :

  - Phénomène de Raynaud,
  - Érythermalgie,

- Engelure,
- Artérite digitale d'origine tabagique (maladie de Buerger), traumatique (syndrome du marteau hypothénar, maladie des vibrations), systémique (sclérodermie…) et hématologique (syndrome myéloprolifératif, cryoglobulinémie…).

3. Origine ostéo-articulaire

- Douleurs osseuses :
  - Affections malignes (myélome, métastases, hémopathies, tumeurs primitives),
  - Maladie de Paget,
  - Fracture sur os sain ou pathologique (ostéoporose, ostéomalacie),
  - Ostéonécrose.
- Douleurs articulaires :
  - Arthrose,
  - Arthrite microcristalline,
  - Arthrite infectieuse,
  - Arthrite (polyarthrite rhumatoïde, spondylarthropathies).

Le bilan radiographique apportera des arguments en faveur d'éventuelles lésions articulaires ou osseuses. Il pourra être complété par une scintigraphie osseuse voire une IRM.

- Tendinopathies.
- Neuroalgodystrophie.
- Fibromyalgie.

4. Origine psychogène

- Ces douleurs ne répondent à aucune systématisation ou organicité sous-jacente.
- Contraste souvent net entre l'intensité de la douleur ressentie et la normalité de l'examen clinique.
- Le contexte de survenue, la présence d'un trouble de la personnalité, l'existence d'une maladie psychiatrique, la résistance aux antalgiques sont autant d'éléments d'orientation vers une cause psychogène.

À noter

- Toute claudication intermittente n'est pas synonyme d'atteinte artérielle.
- L'index de pression systolique (IPS) est le rapport **entre la pression artérielle systolique** mesurée **à la cheville** et la pression artérielle systolique mesurée **au bras**. Il se mesure au moyen d'un **brassard**, et d'un stéthoscope spécial muni d'un capteur spécifique.
- Un IPS < 0,9 indique la présence de lésions artérielles obstructives au niveau de l'aorte ou des artères des membres inférieurs. Plus l'IPS est bas, plus le risque local et général augmente.

L'ESSENTIEL

- **Trois types de douleurs :**
  - **Somatique,**
  - **Neurogène,**
  - **Psychogène.**
- **Quatre cadres étiologiques :**
  - **Origine neurologique,**
  - **Origine vasculaire,**
  - **Origine ostéo-articulaire,**
  - **Origine psychogène.**

Œdèmes des membres inférieurs

(Devant l'apparition d'œdèmes des membres inférieurs, argumenter les principales hypothèses diagnostiques et justifier les examens complémentaires pertinents)

Sébastien Trouillier

ODD-323

DÉFINITION

- Excès liquidien dans les espaces extracellulaires du tissu sous-cutané.
- 4 mécanismes :
  - Augmentation de la pression hydrostatique intravasculaire,
  - Baisse de la pression oncotique,
  - Augmentation de la perméabilité capillaire,
  - Diminution du drainage lymphatique (lymphœdème).

PHYSIOPATHOLOGIE

1. Loi de Starling

- Maintien de l'équilibre hydrique entre espaces intra- et extravasculaires par :
  - Gradient entre les pressions hydrostatiques,
  - Différence de pressions oncotiques,
  - Perméabilité de la paroi capillaire,
  - Système lymphatique (drainage des liquides et des protéines de l'interstitium).
- Œdème si perturbation de cet équilibre.

2. Régulation rénale et neurohormonale

- Rétablissement de la volémie efficace par :
  - Diminution de la filtration glomérulaire,
  - Augmentation de la réabsorption du sodium par le système rénine angiotensine aldostérone,
  - Augmentation de la réabsorption hydrique par l'hormone anti-diurétique.

DIAGNOSTIC POSITIF

1. Interrogatoire

- Circonstances d'installation.
- Prise de poids.
- Habitudes alimentaires.
- Antécédents cardiaques, rénaux, hépatiques.
- Troubles digestifs chroniques.
- Pathologies chroniques ou anciennes :
  - Diabète,
  - Rhumatisme inflammatoire,
  - Rhumatisme articulaire aigu.
- Voyages.
- Médicaments.

2. Examen physique

- Œdème uni- ou bilatéral+++.
- Caractéristiques :
  - Mou, blanc, indolore prenant le godet,
  - Ferme, indolore, +/– élastique (myxœdème ou lymphœdème),
  - Douloureux, chaud, rouge (œdème inflammatoire),
  - Associé à une dermite ocre, des ulcérations (insuffisance veineuse chronique).
- Importance :
  - Rétromalléolaire,
  - Éléphantiasis.
- Caractère localisé ou généralisé :
  - Recherche d'une déclivité,
  - Autres localisations :
    - Mains,
    - Face,
    - Organes génitaux.
  - Épanchement des séreuses.

3. Examen somatique complet

- Signes d'insuffisance cardiaque droite.
- Signes d'insuffisance hépatique, d'hypertension portale, d'éthylisme chronique.
- Obstacles sur les trajets veineux.

4. Le lymphœdème

- Persistance en décubitus.

- Localisation sur le dos du pied et les orteils.
- Aspect dur et cartonné.
- Contexte étiologique à rechercher :
  - Métastases ganglionnaires,
  - Radiothérapie ou chirurgie pelvienne,
  - Chirurgie de revascularisation artérielle distale,
  - Séjours en pays tropicaux (filariose).

DIAGNOSTIC DE GRAVITÉ

- Œdèmes viscéraux engageant le pronostic vital.

1. Signes neurologiques évocateurs d'œdème cérébral et d'hypertension intracrânienne

2. Signes respiratoires

- Dyspnée inspiratoire, tirage :
  - (Œdème de la glotte).
- Orthopnée, crépitants bilatéraux, tachycardie, galop (œdème pulmonaire cardiogénique).

3. Anasarque

DIAGNOSTIC DIFFÉRENTIEL

- Lipœdème.
- Arthrite.
- Hématome.
- Rupture d'un kyste poplité.
- Fasciite à éosinophiles.

DIAGNOSTIC ÉTIOLOGIQUE D'UN ŒDÈME

1. Bilan paraclinique

- Biologie :
  - Sanguine :
    - Ionogramme sanguin,
    - Créatinine,
    - Protidémie, albuminémie,
    - Électrophorèse des protéines sériques,
    - Cholestérol, triglycérides,
    - TCA, TP, fibrinogène,
    - Hémogramme,
    - ASAT, ALAT, gammaGT, PAL, bilirubine,
    - TSH.
  - Urinaire :
    - BU (protéinurie, hématurie),
    - Ionogramme urinaire.
- Radiographie de thorax.
- ECG.
- Échographie-Doppler des membres inférieurs si œdème unilatéral.

2. Œdème unilatéral

- **Thrombose veineuse profonde+++ :**
  - Facteurs favorisants :
    - Alitement,
    - Chirurgie récente,
    - Cancer évolutif,
    - Antécédents personnels ou familiaux thrombo-emboliques.
  - Caractéristiques cliniques :
    - Ferme et douloureux,
    - Fébricule,
    - Signe de Homans.
- **Œdème inflammatoire :**
  - Origine infectieuse :
    - Érysipèle,
    - Lymphangite,
    - Fasciite nécrosante,
    - Pathologie d'inoculation,
    - Maladie de Lyme.
  - Origine allergique, œdème de Quincke = urgence+++,
  - Thrombophlébite superficielle,
  - Brûlure,
  - Syndrome des loges.
- **Œdème non ou peu inflammatoire :**
  - Compression veineuse unilatérale :
    - Obstacle pelvien,
    - Syndrome du défilé costo-claviculaire.
  - Syndrome post-thrombotique,
  - Neuroalgodystrophie,
  - Neuropathie végétative.

3. Œdèmes bilatéraux

- **Œdèmes d'origine cardiogénique :**
  - Caractéristiques cliniques :
    - Prise de poids,
    - Puis œdèmes indolores, symétriques, mous, blancs, prenant le godet,
    - Signes d'insuffisance ventriculaire droite voire gauche,
    - Épanchement des séreuses,
    - Œdème viscéral (poumon).

- Échocardiographie+++, NT-ProBNP,
- Si insuffisance cardiaque droite :
  - Cœur pulmonaire chronique des insuffisances respiratoires ou post-embolique,
  - Hypertension artérielle pulmonaire,
  - Endocardite sur cœur droit,
  - Cardiopathie congénitale,
  - Péricardite constrictive.
- Si insuffisance cardiaque gauche évoluée :
  - HTA,
  - Valvulopathie du cœur gauche,
  - Cardiopathie ischémique,
  - Cardiopathie hypertrophique obstructive.

- **Maladies rénales :**

Œdèmes indolores, symétriques, mous, blancs, prenant le godet et souvent œdème du visage :

- Syndrome néphritique :
  - Protéinurie,
  - Hématurie,
  - HTA,
  - Insuffisance rénale,
  - Tableau parfois aigu chez l'enfant au décours d'une infection ORL (streptocoque).
- Syndrome néphrotique pur :
  - Albuminémie < 30 g/l,
  - Protidémie < 60 g/l,
  - Protéinurie > 3 g/24 heures.
- Ou impur :
  - +/– HTA,
  - +/– Hématurie,
  - +/– Insuffisance rénale.
- Signes de gravité :
  - HTA,
  - Insuffisance rénale et cardiaque,
  - Oligoanurie.
- Biopsie rénale indispensable si syndrome néphrotique (sauf chez l'enfant).

Les causes sont multiples :

- Glomérulopathie primitive,
- Glomérulopathie secondaire :
  - Diabétique,
  - Infectieuse (streptocoque, endocardite, hépatite C, VIH),
  - Paranéoplasique,
  - Maladies systémiques (lupus érythémateux disséminé, vascularite, amylose).

- **Œdèmes d'origine hépatique :**
- Caractéristiques cliniques :
  - Hépatomégalie dure,
  - Ictère,
  - Ascite,
  - Circulation collatérale,
  - Angiome stellaire.
- Signes de gravité :
  - Encéphalopathie hépatique,
  - Insuffisance rénale,
  - Syndrome hémorragique.
- Étiologies :
  - Cirrhose éthylique+++,
  - Cirrhose post-hépatitique (B et C+++),
  - Hémochromatose,
  - Cirrhose biliaire primitive,
  - Hépatite auto-immune,
  - Maladie de Wilson,
  - Déficit en α1 antitrypsine,
  - Rechercher l'hépatocarcinome++.

- **Hypoprotidémie :**
- Dénutrition, malnutrition,
- Malabsorption :
  - Entérocolopathies inflammatoires,
  - Maladie cœliaque,
  - Gastrectomie,
  - Grêle court,
  - Insuffisance pancréatique exocrine…
- Entéropathie exsudative.

- **Œdèmes et grossesse :**
- Œdèmes périphériques physiologiques, 80 % des grossesses,
- Pré-éclampsie :
  - HTA,
  - Œdèmes,
  - Prise de poids rapide et brutale,
  - Protéinurie > 0,3 g/24 heures,
  - Hyperuricémie.
- Signes de gravité de la pré-éclampsie :
  - Céphalées, troubles visuels, réflexes ostéotendineux vifs,
  - Épigastralgies, nausées, vomissements,
  - Créatininémie > 100 µmol/l,
  - Protéinurie > 3,5 g/24 heures.

– Association à un HELLP syndrome :
  • Thrombopénie < 100 g/l,
  • Hémolyse,
  • ASAT > 3 fois la norme du laboratoire.

• **Insuffisance veineuse chronique :**
– Caractéristiques cliniques :
  • Œdème uni- ou bilatéral,
  • Asymétrique,
  • Initialement mou, indolore,
  • Puis accompagné d'une dermite ocre, d'une fibrose, de varicosités.
– Complications :
  • Ulcération malléolaire interne,
  • Dermatite, cellulite infectieuse.

• **Œdèmes et médicaments :**
– Antidépresseurs,
– IMAO,
– Antihypertenseurs :
  • Inhibiteurs calciques :
    – Dihydropyridine (nifédipine, amlodipine, félodipine)+++,
    – Phénylalkylamine (vérapamil),
    – Benzothiazépine (diltiazem).
  • Vasodilatateurs directs :
    – Hydralazine.
  • β-bloqueurs,
  • Anti-hypertenseurs centraux :
    – Clonidine, α méthyldopa.
– Hormones :
  • Glucocorticoïdes,
  • Minéralocorticoïdes,
  • Œstrogènes, progestérone,
  • Testostérone.
– Anti-inflammatoires non stéroïdiens :
  • Non sélectifs,
  • Inhibiteurs de la cyclo-oxygénase 2.
– Glitazones,
– Inhibiteurs de tyrosine kinase.

• **Œdèmes cycliques :**
– Terrain :
  • Femmes en période d'activité génitale,
– Caractéristiques cliniques :
  • Œdèmes cataméniaux,
  • Face, mains, jambes,
  • Ballonnement abdominal,
  • Variations pondérales.

• **Autres causes :**
– Endocriniennes :
  • Myxœdème prétibial de la maladie de Basedow,
  • Infiltration myxœdémateuse de l'hypothyroïdie.
– Angiœdème à bradykinine par déficit quantitatif ou qualitatif en C1-inhibiteur estérase :
  • Héréditaire,
  • Acquis (syndrome lymphoprolifératif).
– Syndrome de Clarkson.

DIAGNOSTIC D'UN LYMPHŒDÈME

1. Lymphœdème secondaire

• Démarche clinique :
– Palpation des aires ganglionnaires,
– Touchers pelviens.
• Examens morphologiques :
– Échographie pelvienne voire tomodensitométrie.
• Étiologies :
– Envahissement pelvien néoplasique,
– Radiothérapie, chirurgie,
– Filariose.

2. Lymphœdème primitif

• Terrain :
– Femmes jeunes,
– Histoire familiale dans un tiers des cas.
• Caractéristiques cliniques :
– Œdèmes bilatéraux du dos du pied, de la cheville,
– Coussinet graisseux rétromalléolaire.

L'ESSENTIEL

- Mécanisme de l'œdème :
  - Augmentation de la pression capillaire hydrostatique,
  - Diminution de la pression oncotique,
  - Augmentation de la perméabilité capillaire,
  - Ou diminution du drainage lymphatique (lymphœdème).
- Signes de gravité :
  - Œdèmes viscéraux,
  - Œdèmes des séreuses.
- Principales étiologies d'œdèmes bilatéraux :
  - Cardiaques,
  - Maladies rénales,
  - Insuffisance hépatocellulaire.
- Œdème unilatéral : phlébite++.

Phénomène de Raynaud

(Devant un phénomène de Raynaud, argumenter les principales hypothèses diagnostiques et justifier les examens complémentaires pertinents)

Gaëlle Guettrot-Imbert

ODD-327

DÉFINITION

- Acrosyndrome vasculaire paroxystique secondaire à une ischémie transitoire des doigts.
- Trois phases successives :
  - **Syncopale** (ou blanche) par arrêt brutal de la circulation (« doigts morts »),
  - **Asphyxique** (ou bleue) par ralentissement du courant veinulaire,
  - **Hyperhémique** (ou rouge) par vasodilatation artérielle.
- La phase syncopale peut être isolée.
- Déclenché par le froid, l'humidité ou l'émotion.
- Le spasme survient sur artère saine (maladie de Raynaud) ou favorisé par des altérations vasculaires (Raynaud secondaire ou syndrome de Raynaud).
- Sa prévalence est de 3 à 10 % avec une nette prédominance féminine.

À différentier de l'acrocyanose (permanente et indolore) et de l'érythermalgie (hyperhémie douloureuse prédominant aux pieds).

1. Interrogatoire

- Antécédents personnels ou familiaux d'acrosyndrome ou de migraine.
- **Tabagisme**+++.
- Profession : engins vibrants ou percutants, traumatismes répétés de l'éminence hypothénar, silice.
- Médicaments et/ou toxiques.
- Signes en faveur d'une maladie systémique : syndrome sec, arthrites, dyspnée, éruption…
- Symptômes évocateurs d'hypothyroïdie.

2. Examen clinique

- Tension artérielle aux deux bras.
- Palpation des pouls et recherche de souffle sous-clavier.
- **Manœuvre d'Allen (cf. encadré)**.
- Examen neurologique à la recherche d'un :
  - Syndrome du canal carpien,
  - Syndrome du cubital au coude,
  - Syndrome du défilé cervico-thoracique.
- Examen général orientant vers une étiologie précise et en particulier recherche de signes en faveur d'une sclérodermie ⊘ :
  - Télangiectasies péri-unguéales,
  - Infarctus et nécroses pulpaires,
  - Sclérodactylie,
  - Rhagades péribuccales,
  - Limitation de l'ouverture buccale,
  - Crépitants de fibrose pulmonaire,
  - Calcifications sous-cutanées,
  - Reflux gastro-œsophagien.

La manœuvre d'Allen

- Elle consiste à décolorer la main par plusieurs flexions-extensions des doigts alors que les artères cubitales et radiales sont comprimées. Le retard de recoloration d'un ou de plusieurs des derniers doigts de la main lors de la levée de la compression de l'artère cubitale est en faveur d'une obstruction de celle-ci ou de l'arcade et des artères digitales qui en dépendent.
  Une thrombose dans le territoire de la radiale se manifeste par une absence de recoloration des premiers doigts de la main lors de la levée de sa compression.
- L'absence de recoloration d'un seul doigt est en faveur d'une obstruction d'une artère digitale.

La manœuvre du Chandelier

- Le patient est assis, bras en abduction, coude à 90°, les mains en l'air. Il ouvre et ferme les mains alternativement pendant 3 minutes. La manœuvre est dite positive si elle entraîne une main blanche persistante et des paresthésies.

ÉTIOLOGIES

1. Maladie de Raynaud = forme idiopathique ou primitive

- La plus fréquente (75-80 %).
- **Critères d'Allen et Brown :**
  - Prédisposition familiale,
  - Début avant 40 ans,
  - Topographie+++ : les 3 doigts médians et jamais les pouces,
  - Fille longiligne ou à l'occasion d'une perte de poids importante,
  - Atteinte bilatérale et symétrique,
  - Absence de troubles trophiques et de nécrose,
  - Pouls radial et cubital présents,
  - Absence de maladie générale sous-jacente,
  - Recul évolutif de 2 ans,
  - Manœuvre d'Allen normale.

2. Phénomène de Raynaud secondaire à des médicaments ou des toxiques

- β-bloquants, dérivés de l'ergot de seigle, bromocriptine.
- Bléomycine, vinblastine.
- Ciclosporine, interféron.
- Amphétamines, cannabis, LSD.
- Chlorure de vinyle monomère.

3. Phénomène de Raynaud secondaire à une collagénose

- Sclérodermie systémique++.
- Connectivite mixte.
- Polyarthrite rhumatoïde.
- Lupus érythémateux disséminé.
- Dermatomyosite.
- Syndrome de Gougerot-Sjögren.

La capillaroscopie peut montrer la présence de mégacapillaires (sclérodermie, connectivite mixte, dermatomyosite) et une raréfaction des anses capillaires.

4. Phénomène de Raynaud secondaire à une artériopathie

La manœuvre d'Allen est positive.

- **Maladie de Buerger ou thromboangéite oblitérante :**
  - Inflammation des artères de petit et moyen calibre et des veines des 4 extrémités. Responsable de troubles trophiques distaux et de thromboses veineuses superficielles,
  - Survient chez l'homme jeune, grand fumeur.
- **Maladie de Takayasu :**
  - Artérite inflammatoire des vaisseaux de gros calibre atteignant avec prédilection l'aorte et ses branches principales. Survient chez la femme jeune.
- **Artériosclérose.**
- **Syndrome du défilé costo-claviculaire :**

Apparition concomitante de paresthésies nocturnes et d'une impossibilité à maintenir les bras en position élevée.

  - La disparition du pouls lorsque le bras est en abduction et rétropulsion situe la compression au niveau de la pince costo-claviculaire,
  - La disparition du pouls lors de la rotation controlatérale de la tête situe la compression au niveau du défilé interscalénique,
  - La manœuvre du chandelier est positive (cf. encadré).

5. Phénomène de Raynaud secondaire à une vasculite

- **Cryoglobulinémie :** à rechercher surtout si présence d'un purpura, d'une polyarthrite, d'une mononévrite.
- **Maladie des agglutinines froides** : anémie hémolytique auto-immune déclenchée par l'exposition au froid.

6. Phénomène de Raynaud secondaire à une cause professionnelle

- **Maladie des engins vibrants** : exposition à des microtraumatismes > 6 mois (tableau n° 69 du régime général). Fréquemment associé au syndrome du canal carpien.
- **Le syndrome du marteau hypothénar** : anévrisme de l'artère cubitale responsable d'embolies dans les collatérales digitales. Le Raynaud est souvent unilatéral.

- **Sclérodermie systémique** : exposition à la silice (syndrome d'Erasmus : silicose et sclérodermie systémique).

6. Phénomène de Raynaud secondaire à une cause endocrinienne

- Hypothyroïdie.
- Acromégalie.

7. Phénomène de Raynaud secondaire à une cause hématologique ou néoplasique

- Syndromes myéloprolifératifs,
- Néoplasie.

À noter

- **L'atteinte exclusive des premiers doigts est en faveur d'une dysrégulation neurovasculaire liée à un syndrome du canal carpien ou une thrombose de l'artère radiale.**
- **L'atteinte des derniers doigts oriente vers une thrombose de l'artère cubitale ou une compression du nerf cubital.**

DIAGNOSTIC ÉTIOLOGIQUE

- Lorsque les critères d'Allen ne sont pas présents ou lorsqu'une maladie de Raynaud s'aggrave, il faut rechercher un Raynaud secondaire.
- Il peut précéder de plusieurs années les autres signes de la maladie.
- Une sclérodermie peut survenir sur une maladie de Raynaud préexistante.
- Les examens complémentaires sont guidés par l'examen clinique mais doivent comprendre au minimum :
  - Capillaroscopie péri-unguéale,
  - Anticorps antinucléaires, anticorps anticentromères et anti-Scl70,
  - Radiographie du thorax et des mains,
  - NFS,
  - TSH,
  - Échographie-Doppler si unilatéral.

PRISE EN CHARGE THÉRAPEUTIQUE

- Arrêt du tabac et des médicaments vasoconstricteurs.
- Protection contre le froid (gants).
- Hydratation à l'aide de corps gras.
- Dans les formes sévères :
  - Inhibiteurs calciques,
  - Perfusion d'iloprost (analogue de la prostacycline),
  - Le bosentan prévient la récidive des troubles trophiques au cours de la sclérodermie systémique.

L'ESSENTIEL

- **Acrosyndrome vasculaire paroxystique déclenché par le froid :**
  - **Confirmer le diagnostic,**
  - **Évaluer la gravité,**
  - **Recherche étiologique : maladie de Raynaud ou phénomène de Raynaud secondaire.**
- **La survenue tardive et/ou unilatérale de même que l'atteinte du pouce évoque un phénomène de Raynaud secondaire.**
- **Les examens complémentaires sont alors guidés par l'interrogatoire et l'examen clinique mais comportent notamment une capillaroscopie et des anticorps antinucléaires.**
- **Déclaration en maladie professionnelle des phénomènes de Raynaud secondaires à une exposition professionnelle.**

Partie III

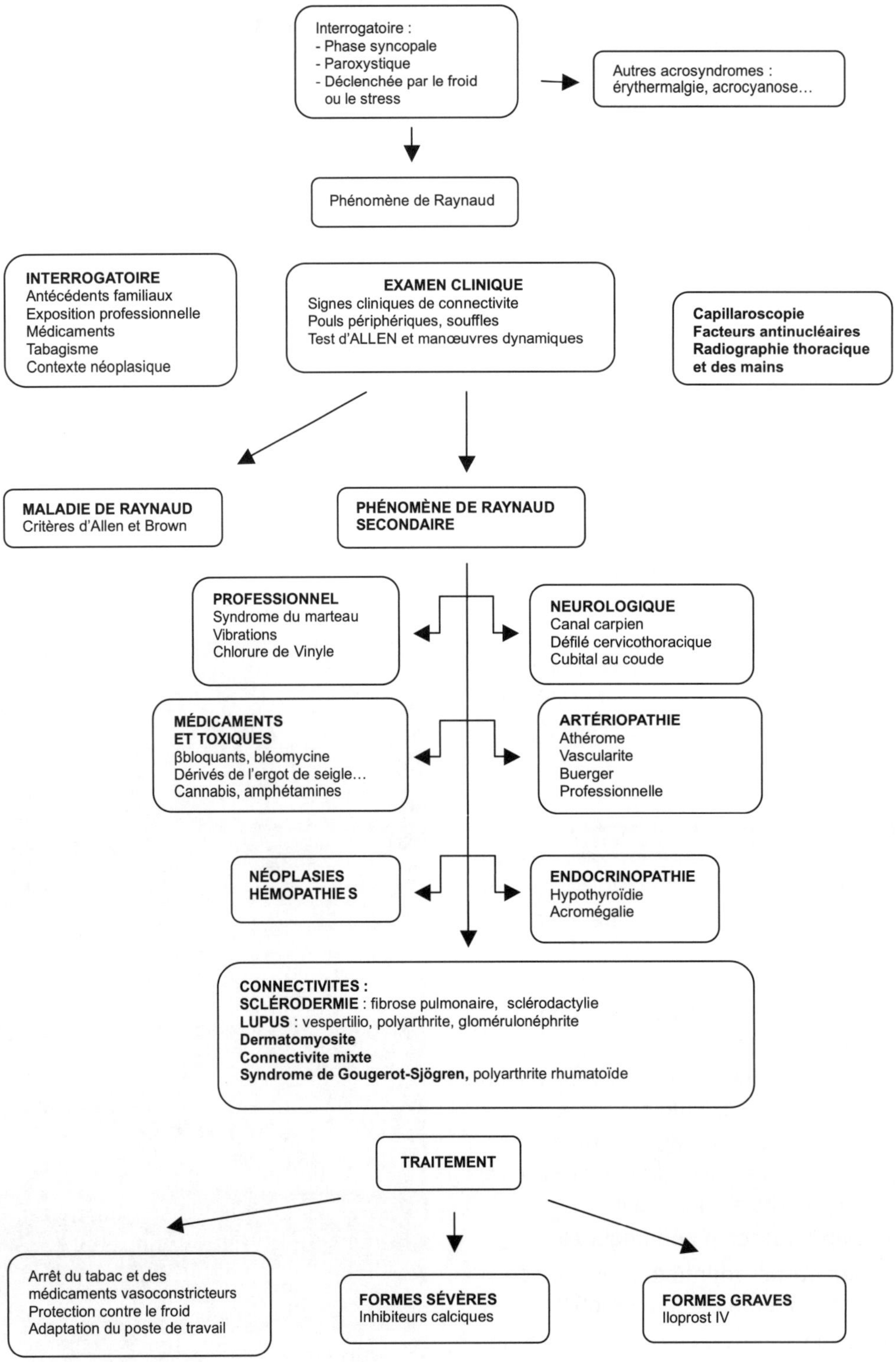
Interrogatoire :
- Phase syncopale
- Paroxystique
- Déclenchée par le froid ou le stress
Autres acrosyndromes : érythermalgie, acrocyanose…
Phénomène de Raynaud
INTERROGATOIRE
Antécédents familiaux
Exposition professionnelle
Médicaments
Tabagisme
Contexte néoplasique
EXAMEN CLINIQUE
Signes cliniques de connectivite
Pouls périphériques, souffles
Test d'ALLEN et manœuvres dynamiques
Capillaroscopie
Facteurs antinucléaires
Radiographie thoracique et des mains
MALADIE DE RAYNAUD
Critères d'Allen et Brown
PHÉNOMÈNE DE RAYNAUD SECONDAIRE
PROFESSIONNEL
Syndrome du marteau
Vibrations
Chlorure de Vinyle
NEUROLOGIQUE
Canal carpien
Défilé cervicothoracique
Cubital au coude
MÉDICAMENTS ET TOXIQUES
βbloquants, bléomycine
Dérivés de l'ergot de seigle…
Cannabis, amphétamines
ARTÉRIOPATHIE
Athérome
Vascularite
Buerger
Professionnelle
NÉOPLASIES HÉMOPATHIE S
ENDOCRINOPATHIE
Hypothyroïdie
Acromégalie
CONNECTIVITES :
SCLÉRODERMIE : fibrose pulmonaire, sclérodactylie
LUPUS : vespertilio, polyarthrite, glomérulonéphrite
Dermatomyosite
Connectivite mixte
Syndrome de Gougerot-Sjögren, polyarthrite rhumatoïde
TRAITEMENT
Arrêt du tabac et des médicaments vasoconstricteurs
Protection contre le froid
Adaptation du poste de travail
FORMES SÉVÈRES
Inhibiteurs calciques
FORMES GRAVES
Iloprost IV

Purpuras chez l'enfant et chez l'adulte

(Devant un purpura chez l'enfant ou chez l'adulte, argumenter les principales hypothèses diagnostiques et justifier les examens complémentaires pertinents)

Sébastien Trouillier

ODD-330

INTRODUCTION

1. Mécanismes

- Extravasation de sang en dehors des vaisseaux du derme ou des muqueuses :
  - Compliquant une thrombopénie, **purpura thrombopénique** (cf. fiche ODD-335),
  - Compliquant une anomalie des vaisseaux, **purpura vasculaire.**

2. Causes de purpura vasculaire

- Une urgence :
  - Le purpura *fulminans*+++ (méningocoque ou streptocoque).
- Vascularites+++ :
  - D'hypersensibilité à un médicament,
  - Secondaires à une infection,
  - Systémiques ou vascularites des connectivites,
  - Satellites d'une pathologie maligne (hémopathie, cancer).

DÉMARCHE DIAGNOSTIQUE DEVANT UN PURPURA

1. Caractéristiques d'un purpura

- Communes :
  - Couleur pourpre, ne s'effaçant pas à la vitro-pression,
  - Pétéchial, ecchymotique ou linéaire en vibice.
- Purpura thrombopénique :
  - Pétéchial ou ecchymotique,
  - Non infiltré,
  - Associé à des hématomes sous-cutanés,
  - Et parfois à une hémorragie muqueuse (= signes de gravité++).
- Purpura vasculaire :
  - Pétéchial,
  - Infiltré,
  - Prédominant aux membres inférieurs,
  - Favorisé par l'orthostatisme,
  - Parfois nécrotique,
  - Parfois associé à d'autres lésions cutanées (papules, urticaire fixe, *livedo*, nodules hypodermiques).

2. Interrogatoire

- Antécédents : pathologies hématologiques, cardiaques.
- Médicaments : date d'introduction, durée de la prise, chronologie par rapport à la survenue du purpura.
- Épisodes fébriles.
- Facteurs de risque d'infections virales : VIH, hépatites B et C.
- Signes fonctionnels extracutanés :
  - Douleurs abdominales, hémorragies digestives,
  - Arthro-myalgies,
  - Syndrome de Raynaud,
  - Syndrome sec,
  - Photosensibilité…

3. Examen clinique

- Recherche d'un syndrome hémorragique cutané et surtout muqueux (examen de la cavité buccale+++).
- Recherche d'une **fièvre**, et de signes de collapsus, devant faire évoquer et traiter en urgence un purpura *fulminans*.
- Éléments à rechercher en dehors de l'examen du tégument :
  - Atteinte articulaire ou musculaire, orientant vers une endocardite, une vascularite systémique ou une connectivite,
  - Atteinte digestive, douleurs abdominales, vomissements, méléna, rectorragies, occlusion orientant vers un purpura rhumatoïde,

– Atteinte cardiaque, souffle cardiaque orientant vers une endocardite,
– Atteinte neurologique périphérique,
– Orientant vers une vascularite systémique ou une cryoglobulinémie satellite d'une infection par le VHC,
– Syndrome sec oculo-buccal, orientant vers une connectivite,
– Adénopathie, splénomégalie, orientant vers un syndrome lymphoprolifératif.

4. Examens complémentaires

- Biologie :
  – Numération plaquettaire :
    - Si plaquettes < 50 g/l : purpura à rapporter à la thrombopénie,
    - Si plaquettes > 50 g/l : rechercher également des causes de purpura vasculaire.
  – Recherche d'un syndrome inflammatoire :
    - CRP.
  – Prélèvements à visée microbiologique si suspicion d'une origine infectieuse, hémocultures,
  – Analyse urinaire :
    - Bandelette urinaire à la recherche d'une protéinurie et d'une hématurie.
- Biopsie cutanée d'une lésion récente :
  – Examen anatomopathologique et immunofluorescence directe (+/– mise en culture si suspicion d'une origine infectieuse),
  – Avantages :
    - Mise en évidence d'une vascularite,
    - Orientation vers certaines vascularites (si présence de réaction granulomateuse, de nécrose fibrinoïde).
  – Inconvénients :
    - Données souvent non spécifiques,
    - Difficulté de différenciation entre les différentes vascularites : vascularite d'hypersensibilité médicamenteuse et vascularite systémique par exemple.

ÉTIOLOGIES DU PURPURA VASCULAIRE

1. Purpura infectieux

- Caractéristiques cliniques communes :
  – Purpura souvent nécrotique et parfois vésiculeux ou pustuleux.
- Infections bactériennes :
  – Purpura *fulminans* :
    - Terrain : enfants, nourrissons, contexte épidémique,
    - Caractéristiques cliniques : purpura nécrotique, rapidement extensif, collapsus, +/– syndrome méningé,
    - Germes en cause : méningocoque+++, Pneumocoque, Staphylocoque doré, *Hæmophilus influenzae*,
    - Traitement en urgence : antibiothérapie immédiate avant transfert à l'hôpital et avant prélèvements bactériologiques, remplissage,
    - Prélèvements bactériologiques : hémocultures, examen direct du LCR.
  – Endocardite d'Osler (streptocoque B++) :
    - Caractéristiques cliniques : fièvre, apparition ou modification d'un souffle, érythème palmo-plantaire, nodules cutanés d'Osler, hémorragies en flammèche sous-unguéales,
    - Prélèvements bactériologiques : hémocultures répétées, mise en culture de la biopsie cutanée,
    - Examens morphologiques : échocardiographie transthoracique voire transœsophagienne.
  – Autres :
    - Fièvre boutonneuse méditerranéenne (*Rickettsia conorii*),
    - *Neisseria gonorrhœae.*
- Infections virales (les plus fréquentes) :
  – Caractéristiques cliniques :
    - Notion de contage,
    - Syndrome grippal,
    - Angine,
    - Polyadénopathies.
  – Syndrome mononucléosique, hépatite cytolytique,
  – Virus en cause :
    - *Epstein Barr virus*,
    - Cytomégalovirus,
    - VIH,
    - Hépatites virales.

- Infections parasitaires (plus rares) :
  - Paludisme.

2. Purpura par fragilité vasculaire

- Caractéristiques cliniques communes :
  - Purpura ecchymotique ou pétéchial, non infiltré.
- Purpura de Bateman :
  - Terrain :
    - Patients âgés,
    - Traitement par corticoïdes prolongé,
    - Syndrome de Cushing.
  - Caractéristiques cliniques :
    - Siégeant à la face d'extension des avant-bras et des mains, plus rarement aux membres inférieurs.
- Dermite ocre :
  - Terrain :
    - Antécédents thrombo-emboliques,
    - Insuffisance veineuse chronique.
  - Caractéristiques cliniques :
    - Purpura chronique des membres inférieurs,
    - Tâches brunâtres ou violettes,
    - Siégeant à la face interne des jambes.
- Fragilité vasculaire constitutionnelle :
  - Isolée ou associée à une pathologie du tissu élastique (syndrome d'Ehler-Danlos, pseudoxanthome élastique).
- Scorbut (carence en vitamine C) :
  - Purpura associé à une asthénie, des gingivorragies, des myalgies.
- Amylose :
  - Terrain :
    - Gammapathie monoclonale, myélome,
    - Pathologies inflammatoires chroniques.
  - Caractéristiques cliniques :
    - Purpura ecchymotique parfois linéaire,
    - Siégeant aux zones de frottement et aux paupières supérieures.

3. Purpura des vascularites

- Vascularites d'hypersensibilité médicamenteuse :
  - Survenue 7 à 10 jours après l'introduction du médicament,
  - Évolution favorable à l'arrêt du médicament en 3 à 6 semaines,
  - Médicaments les plus fréquents :
    - Sulfamides antibactériens et antidiabétiques,
    - Bêtalactamines,
    - Tétracyclines,
    - Diurétiques thiazidiques,
    - Allopurinol,
    - Anti-inflammatoires non stéroïdiens,
    - Kétoconazole,
    - Quinine et quinidiniques,
    - Hydantoïnes.
- Vascularites systémiques :
  - Caractéristiques cliniques et biologiques d'orientation :
    - Arthromyalgies,
    - Syndrome de Raynaud,
    - Sinusites,
    - HTA sévère récente,
    - Multinévrite,
    - Apparition ou aggravation d'un asthme ancien (évocateur de maladie de Churg et Strauss),
    - Atteinte rénale (hématurie, protéinurie voire syndrome néphrotique, insuffisance rénale).
  - Examens complémentaires :
    - ANCA,
    - Biopsie d'un organe profond (rein, poumon, nerf, muscle…).
  - Purpura rhumatoïde :
    - Vascularite la plus fréquente chez l'enfant et l'adolescent,
    - Début brutal, fébrile,
    - Souvent précédé d'une infection des voies aériennes supérieures,
    - Purpura vasculaire associé à des arthralgies ou arthrites, des douleurs abdominales à type de coliques+++, une diarrhée, un méléna,
    - Tableau parfois pseudo-chirurgical,
    - Atteinte rénale inconstante (glomérulonéphrite segmentaire et focale à IgA) mais conditionnant le pronostic à long terme.
  - Autres vascularites systémiques :
    - Périartérite noueuse,
    - Polyangéite microscopique,
    - Maladie de Churg et Strauss,
    - Granulomatose de Wegener,
    - Maladie de Kawasaki,

- Maladie de Behçet,
- Syndrome de Cogan,
- Angéite de Buerger.

- Vascularites des connectivites :
  - Caractéristiques cliniques et biologiques d'orientation :
    - Arthromyalgies,
    - Syndrome de Raynaud,
    - HTA sévère récente,
    - Sérite (péricardite, pleurésie),
    - Syndrome sec oculo-buccal,
    - Atteinte rénale (hématurie, protéinurie voire syndrome néphrotique, insuffisance rénale).
  - Examens complémentaires :
    - Anticorps anti-nucléaires > 1/100,
    - Rechercher des anticorps anti-DNA, anticorps anti-antigène soluble, une consommation du complément.
  - Connectivites :
    - Lupus érythémateux disséminé,
    - Polyarthrite rhumatoïde,
    - Syndrome de Gougerot-Sjögren,
    - Dermato-polymyosite,
    - Polychondrite atrophiante.
- Cryoglobulinémies :
  - Principalement liées à l'infection par le virus de l'hépatite C, plus rarement en rapport avec un syndrome lymphoprolifératif,
  - Purpura vasculaire déclive et aux extrémités, favorisé par l'exposition au froid,
  - Parfois associés à des arthralgies,
  - Gravité conditionnée par l'atteinte neurologique périphérique et rénale.
- Vascularites des affections malignes :
  - Myélodysplasie,
  - Syndrome myéloprolifératif,
  - Myélome, lymphome,
  - Maladie de Waldenström,
  - Cancers solides.

4. Purpuras thrombotiques et emboliques

- Mécanisme thrombotique souvent confirmé par la biopsie cutanée.
- Coagulation intravasculaire disséminée (CIVD) :
  - Causes multiples (infectieuses, tumorales, post-transfusionnelles...),
  - Purpura extensif, ecchymotique,
  - Défaillance multiviscérale,
  - Allongement du TCA, abaissement du taux de prothrombine et du fibrinogène, augmentation des produits de dégradation de la fibrine, des D-dimères, thrombopénie.
- Nécroses cutanées induites par l'héparine :
  - Survenue entre le 5e et le 25e jour,
  - Associées à des thromboses artérielles et/ou veineuses,
  - À une thrombopénie,
  - À la présence d'anticorps anti-héparine PF4 dépendants.
- Déficits hétérozygotes en protéine C et S :
  - Survenue dans les premiers jours de traitement par anti-vitamine K.
- Syndromes des anti-phospholipides :
  - Cf. fiche M8-117-2.
- Emboles de cristaux de cholestérol :
  - Patients athéromateux,
  - Survenue suite à un geste endo-vasculaire ou à la mise sous anti-coagulants,
  - Association à des orteils pourpres, un *livedo*,
  - Persistance des pouls périphériques,
  - Gravité conditionnée par l'atteinte viscérale (rénale et digestive).
- Embolies graisseuses :
  - Patient polytraumatisé,
  - Purpura prédominant au thorax, aux paupières,
  - Association à une détresse respiratoire, des troubles neuropsychiatriques.
- Syndromes myéloprolifératifs.
- Cardiopathie emboligène.

L'ESSENTIEL

- Deux mécanismes :
  - Thrombopénie (purpura thrombopénique),
  - Anomalie des vaisseaux (purpura vasculaire).
- Un diagnostic à faire en urgence : le purpura *fulminans.*
- Devant un purpura vasculaire :
  - Penser aux médicaments,
  - Bilan à visée étiologique en fonction de la clinique :
    - Hémocultures,
    - ANCA,
    - Anticorps antinucléaires,
    - Complément C3 et C4,
    - Facteurs rhumatoïdes,
    - Sérologies virales,
    - Cryoglobulinémie,
    - Électrophorèse des protéines sériques,
    - Tomodensitométrie thoraco-abdominale,
    - Voire biopsie ostéomédullaire.
  - Bilan à la recherche d'une atteinte viscérale :
    - Créatininémie,
    - Protéinurie des 24 heures,
    - Analyse du sédiment urinaire,
    - Tomodensitométrie thoraco-abdominale,
    - Endoscopie digestive.

Splénomégalie

(Devant une splénomégalie, argumenter les principales hypothèses diagnostiques et justifier les examens complémentaires pertinents)

Ygal Benhamou

ODD-332

DIAGNOSTIC POSITIF

1. Examen clinique

- Toute rate palpable doit être considérée comme pathologique.

2. Imagerie

- Échographie abdominale : examen de première intention.
- **Une splénomégalie est définie par une rate mesurant plus de 12 cm.**
- TDM abdominal localise et précise les zones pathologiques (tumeur, abcès, hématome). L'injection permet d'apprécier la vascularisation splénique.

DIAGNOSTIC ÉTIOLOGIQUE

1. Splénomégalie et contexte inflammatoire

- Pathologies **infectieuses** (hémocultures, sérologies virales, frottis sanguin, goutte épaisse, examen parasitologique des selles, recherche de mycobactéries à envisager en fonction du tableau clinique) :
  - Bactériennes :
    - Septicémie à pyogènes,
    - Endocardite infectieuse,
    - Fièvre typhoïde,
    - Brucellose,
    - Tuberculose des organes hémato-poïétiques,
    - Syphilis secondaire.
  - Virales :
    - Syndrome mononucléosique : EBV, CMV, hépatites virales, VIH et rubéole.
  - Parasitaires :
    - Paludisme (1re cause mondiale de splénomégalie),
    - Toxoplasmose,
    - Leishmaniose viscérale,
    - Bilharziose,
    - Hydatidose,
    - Trypanosomiase et amibiase chronique.
- Maladies **systémiques** (NFS, ferritine glycosylée, anticorps antinucléaires, enzyme de conversion, recherches génétiques, biopsies des glandes salivaires accessoires à demander en fonction de la présentation clinique) :
  - Maladie de Still,
  - Fièvres héréditaires,
  - Sarcoïdose,
  - Lupus,
  - Syndrome de Felty (polyarthrite rhumatoïde + neutropénie + lymphocytose + splénomégalie).
- **Syndrome d'activation macrophagique :**
  - Association d'une fièvre, cytopénies diverses, hépato-splénomégalie, hypertriglycéridémie, hyperferritinémie et hypofibrinogénémie,
  - Diagnostic au myélogramme : images d'hémophagocytose,
  - Souvent secondaire à une infection ou à une hémopathie maligne.

2. Splénomégalie et hypertension portale

- Bloc hépatique :
  - Cirrhose hépatique d'origine alcoolique,
  - Cirrhose post-hépatitique.
- Bloc sus-hépatique :
  - Syndrome de Budd-Chiari (thrombose des veines sus-hépatiques diagnostiquée par échographie-Doppler et angio-IRM),
  - Insuffisance cardiaque congestive (échographie cardiaque).
- Bloc sous-hépatique (absence d'hépatomégalie) :
  - Thrombose portale et cavernome,

– Compression par une tumeur pancréatique ou des adénopathies.

3. Splénomégalie et maladies hématologiques

- NFS, électrophorèse de l'hémoglobine, frottis sanguin, myélogramme, BOM et caryotype médullaire, phénotypage lymphocytaire, mutation JAK2 et transcrit *bcr-abl* en fonction du tableau clinique et biologique.
- Pathologies **hémolytiques**:
  - Les anémies hémolytiques constitutionnelles :
    - Anomalies de la membrane des globules rouges,
    - Hémoglobinopathies,
    - Enzymopathies.
  - Les anémies hémolytiques acquises :
    - Mécanisme immunologique,
    - Destruction mécanique,
    - Hypersplénisme,
    - Intérêt du test de Coombs.
  - Syndromes myéloprolifératifs,
  - Leucémie myéloïde chronique,
  - Maladie de Vaquez,
  - Thrombocytémie essentielle,
  - Splénomégalie myéloïde.
- Syndromes **lymphoprolifératifs**:
  - Leucémie lymphoïde chronique,
  - Waldenström,
  - Leucémie à tricholeucocytes.
- **Lymphomes** hodgkiniens et non hodgkiniens.
- **Leucémies aiguës:**
  - Leucémie aiguë lymphoblastique,
  - Leucémie aiguë myéloblastique.

4. Splénomégalie et maladies de surcharge

- Maladie de Gaucher (activité de la β-glucosidase).
- Maladie de Nieman Pick.
- Amylose (biopsie de l'organe cible et des glandes salivaires accessoires).
- Hémochromatose (bilan ferrique complet et recherche génétique).

5. Splénomégalie isolée

- Aspect inhomogène au TDM :
  - Kyste splénique hydatique ou autre,
  - Masse(s) tumorale(s) :
    - Hamartome,
    - Hémangiome,
    - Métastase(s) splénique(s),
    - Lymphome.
- Aspect homogène au TDM : fréquent en zone tropicale ou en Afrique du Nord.

À noter

- **Complications de la splénomégalie:**
  - Risque de rupture ou d'infarctus splénique,
  - Hémodilution,
  - Hypersplénisme responsable d'une séquestration des éléments figurés du sang,
  - Baisse du facteur V.
- **Pas de réalisation de ponction** car morbi-mortalité élevée.
- **Se méfier d'une asplénie fonctionnelle qui nécessite des mesures prophylactiques** (pneumocoques, méningocoques et *Hæmophilus influenzae*).

L'ESSENTIEL

- **Splénomégalie si taille > 12 cm.**
- **Rechercher une cause infectieuse et hématologique.**
- **Savoir évoquer un hypersplénisme.**

Thrombopénie

(Devant une thrombopénie, argumenter les principales hypothèses diagnostiques et justifier les examens complémentaires pertinents)

Guillaume Le Guenno

ODD-335

DÉFINITION

- **Plaquettes < 150 000/mm³.**
- Risque théorique de complications hémorragiques < 50 000.
- Risque de complications sévères < 20 000.

STRATÉGIE DIAGNOSTIQUE

1. Interrogatoire

- Il est « policier » :
  - Circonstances de découverte : fortuite, syndrome hémorragique,
  - Ancienneté de la thrombopénie,
  - Prise médicamenteuse, vaccin, transfusion,
  - Épisode viral préalable, facteurs de risque de maladies sexuellement transmissibles,
  - Signes de connectivite et de syndrome des antiphospholipides (SAPL).

2. Clinique

- Intensité du syndrome hémorragique : purpura pétéchial ou ecchymotique, hématomes, bulles hémorragiques, saignement muqueux, hémorragies viscérales (digestive, cérébro-méningée).
- Syndrome infectieux.
- Syndrome tumoral (adénopathies, hépato-splénomégalie).
- Signe d'hépatopathie et d'hypertension portale.

3. Examens complémentaires

- Confirmation de la thrombopénie en l'absence de signe hémorragique : prélèvement capillaire ou tube citraté (agglutination par l'EDTA).
- Examens systématiques :
  - NFS, plaquettes, frottis, réticulocytes, schizocytes,
  - TP, TCA, fibrinogène (recherche CIVD),
  - Transaminases, PAL, γGT,
  - Électrophorèse des protides sériques,
  - Sérologie VIH,
  - **Myélogramme** (+/– caryotype) : thrombopénie centrale ou périphérique,
  - En 2ᵉ intention :
    - Échographie abdominale (si surcharge pondérale),
    - BOM si myélogramme non concluant.
- Selon le contexte, dans les thrombopénies périphériques :
  - Sérologies EBV, CMV, hépatites B et C,
  - Anticorps antinucléaires, anticardiolipides, anti-β2GP1, anticoagulant circulant, Coombs direct.

4. Sévérité de la thrombopénie

- Intensité du syndrome hémorragique et chiffre des plaquettes.
- Mécanisme de la thrombopénie : risques augmentés dans les causes centrales.
- Terrain+++ (âge, co-morbidités, médicaments).

5. Étiologies

- Thrombopénies centrales :
  - Hémopathies malignes lymphoïdes ou myéloïdes,
  - Aplasie médullaire,
  - Myélodysplasie,
  - Métastases médullaires,
  - Carence aiguë en folates,
  - Toxiques (alcool) et médicaments.
- Thrombopénies périphériques :
  - Consommation :
    - CIVD,
    - Microangiopathie thrombotique : purpura thrombotique thrombocytopénique (Moschowitz), syndrome hémolytique et urémique, toxémie gravidique, HTA maligne,
    - CEC et échanges plasmatiques.

– Hypersplénisme,
– Destruction immunologique :
  • Purpura thrombopénique auto-immun (PTAI) isolé ou lié à une maladie auto-immune (lupus et SAPL), une anémie hémolytique auto-immune (syndrome d'Evans), un déficit immunitaire (déficit immun commun variable), une prolifération lymphoïde (LLC), une infection virale (VIH, EBV),
  • Thrombopénie immuno-allergique (quinine, sulfamides, antibiotiques…) et **induite par l'héparine** +++,
  • Thrombopénies par allo-immunisation : néonatale, purpura post-transfusionnel.

L'ESSENTIEL

- **Clinique :**
  - **Intensité du syndrome hémorragique (bulles intrabuccales+++),**
  - **Syndrome tumoral.**
- **Examens complémentaires :**
  - **Recherche hémolyse, CIVD, sérologie VIH,**
  - **Myélogramme+++.**
- **Étiologies :**
  - **Centrales,**
  - **Périphériques :**
    - **Consommation,**
    - **Hypersplénisme,**
    - **Destruction immunologique.**

Cet ouvrage a été achevé d'imprimer en août 2010
dans les ateliers de Normandie Roto Impression s.a.s.
61250 Lonrai (Orne)
N° d'impression : 102699
Dépôt légal : août 2010

Imprimé en France